TRAITÉ

SUR

L'ÉDUCATION PHYSIQUE

DES ENFANTS,

A L'USAGE

DES MÈRES DE FAMILLE,

ET DES PERSONNES DÉVOUÉES A L'ÉDUCATION
DE LA JEUNESSE;

PAR

RICHARD (DE NANCY),

Directeur de l'École Préparatoire de Médecine et de Pharmacie
de Lyon,
Chevalier de la Légion-d'honneur,
Membre de plusieurs Sociétés savantes nationales
et étrangères.

TROISIÈME ÉDITION,
AUGMENTÉE.

PARIS.
F. SAVY, LIBRAIRE-ÉDITEUR,
20, RUE BONAPARTE.

1861.

TRAITÉ

SUR

L'ÉDUCATION PHYSIQUE DES ENFANTS

Lyon. — Imprimerie de Th. Lépagnez, petite rue de Cuire, 16.

TRAITÉ

SUR

L'ÉDUCATION PHYSIQUE

DES ENFANTS,

A L'USAGE

DES MÈRES DE FAMILLE,

ET DES PERSONNES DÉVOUÉES A L'ÉDUCATION
DE LA JEUNESSE;

PAR

RICHARD (DE NANCY),

CHEVALIER DE LA LÉGION-D'HONNEUR,

Docteur-Médecin, Directeur de l'École Préparatoire de Médecine
et de Pharmacie de Lyon, ancien Chirurgien en chef de
l'hôpital de la Charité, Membre de plusieurs Sociétés
nationales et étrangères.

TROISIÈME ÉDITION,
AUGMENTÉE.

PARIS.

F. SAVY, LIBRAIRE-ÉDITEUR,
20, RUE BONAPARTE.

—

1860.

PRÉFACE.

J'ai publié en 1829 un opuscule intitulé *Essai sur l'éducation des enfants du premier âge.*

Les mères de famille auxquelles cet ouvrage était destiné, l'ont accueilli avec quelque faveur ; c'est là ce qui m'inspire le désir de leur être utile encore, et d'offrir aujourd'hui, non seulement aux mères, mais aussi aux maîtres, aux chefs d'institution, à tous ceux qui se dévouent à l'éducation des enfants, des notions propres à les guider dans une œuvre aussi sérieuse. Je publie donc aujourd'hui un Traité sur l'éducation physique, comprenant toutes les périodes de l'enfance ; en d'autres termes, un traité d'hygiène appliqué aux développements des forces physiques et morales jusqu'à l'époque de l'adolescence. Cette édition nouvelle contiendra des notions plus étendues sur la dentition, sur les diarrhées et sur les convulsions.

On ne s'étonnera pas de voir apparaître ici l'indication des forces morales, comme du ressort de l'hygiène et de la médecine.

Personne ne peut ignorer que notre intelligence, essence immatérielle, ne se manifeste que par l'intermédiaire d'organes matériels. Ce sont ceux-ci qui réclament l'emploi des méthodes que nous indiquons comme les plus convenables au développement des facultés morales.

L'enfant est appelé certainement à user de ces organes de bonne heure, et on ne peut contester à la science médicale le droit de fixer l'époque où l'éducation peut commencer sans danger, d'indiquer ce qui peut devenir abus des facultés de l'organe cérébral lui-même, ce qui peut au contraire accroître sa force et son aptitude aux fonctions auxquelles il est destiné.

En ce qui concerne les enfants dans les premiers temps de la vie, la science a fait sur les moyens de reconnaître les bonnes et mauvaises qualités du lait, des progrès auxquels les mères de famille qui nourrissent leurs enfants et celles qui les font nourrir ne devaient pas rester étrangères.

Notre propre expérience nous a fait reconnaître aussi les moyens de rendre l'allaitement maternel plus facile, plus accessible à celles qui n'en sont point détournées par faiblesse de constitution, mais seulement par les difficultés inhérentes à la chose même ; nous devions les leur faire connaître.

L'infaillibilité de la vaccine enfin dans ces dernières années avait été compromise dans l'opinion. Nous avions notre pensée à exprimer sur ce sujet.

Nous avons pu comprendre aussi que beaucoup de jeunes femmes qui goûtent pour la première fois les douceurs de la maternité ne se font pas une idée exacte de l'état physiologique d'un enfant ; elles ne se rendent pas compte des différences qui existent entre l'être imparfait qui est l'enfant, et l'être accompli. Pour les mettre à même d'observer la série des mutations qui s'opèrent en lui d'une manière insensible, il nous a paru convenable d'exposer la condition morale et physique d'un enfant nouveau-né, d'enseigner à une jeune mère qui épie dans sa naïve tendresse les progrès de son premier enfant, l'ordre dans lequel elle doit attendre les phases de son développement.

Il est bon qu'elle sache par avance à quelle époque encore éloignée elle doit entendre les premiers mots qu'il saura prononcer ; il faut qu'elle connaisse le temps de l'éruption des premières dents, de quels efforts l'enfant est capable au moment où il doit essayer ses premiers pas. Ces notions de simple physiologie sont propres à calmer mille inquiétudes que conçoivent des mères trop tendres, s'imaginant sans cesse que l'enfant est en retard, que peut-être il ne parlera pas et qu'il est né sourd, etc. Nous épuiserions difficilement la liste de leurs craintes chimériques.

Les instruire des conditions physiologiques de l'enfant, c'est aussi leur donner le pouvoir de le soigner d'une manière plus intelligente ; et pour premier exemple, si l'enfant n'emprunte sa chaleur vitale qu'à l'acte de la respiration, la mère que nous prenons soin d'en instruire, le maintiendra dans une atmosphère chauffée convenablement ; elle l'entourera de langes propres à le préserver du froid, d'autant mieux qu'elle appréciera les effets de l'imperfection de l'acte respiratoire dans les premiers temps de la vie; et si un enfant est né avant terme, si sa naissance précoce le rend incapable de développer par lui-même la chaleur nécessaire pour que la vie continue et s'entretienne, la mère ne sera-t-elle pas plus attentive à rassembler autour de lui tous les agents de chaleur artificielle dont on pourra convenablement l'entourer?

Les mères appliquent si bien leur génie à l'éducation des enfants, l'œuvre la plus douce de leur vie, qu'elles inventent chaque jour quelques moyens plus utiles; cependant il faut qu'elles puissent se rendre compte du choix et de la préférence qu'elles leur accordent, et ne pas se déterminer sur des exemples ou des traditions erronés.

Nous voyons quelquefois des jeunes mères écoutant leur instinct maternel bien plus que la raison, se persuader qu'on peut élever un enfant en lui offrant un sein, dont les sources épuisées, sont prêtes à tarir à tous les instants; quelques-unes même ont pensé que l'allaitement, d'institution naturelle, pouvait être impunément supprimé, elles citeront des exemples à l'appui de leur opinion, sans connaître toutes les circonstances qui ont pu aider au succès, sans tenir compte des revers bien plus fréquents qui condamnent une telle résolution.

Elles préfèreront, entraînées par l'aveugle instinct de jalousie maternelle, nourrir leurs enfants par quelque méthode hasardeuse, plutôt que de se résoudre au douloureux sacrifice par lequel elles le déposeraient entre les bras d'une nourrice étrangère.

Si cependant elles reconnaissaient, en méditant notre ouvrage, que la bouche de l'enfant n'est pas faite pour une autre nourriture que le lait, si le lait seul renferme les matériaux du sang, ceux qui doivent servir à l'organisation et à l'accroissement des tissus, au développement de la chaleur dans l'acte de la respiration, et par conséquent à l'entretien et à l'activité de la vie, quelle sera parmi les mères éclairées et tendres, quelle sera celle qui voudra priver son enfant du seul aliment que la nature ait préparé pour lui; quelle est celle qui osera lui substituer une nourriture en comparaison grossière et imparfaitement élaborée?

Il est des mères non moins aveugles, entraînées par le même sentiment, et qui malgré leur insuffisance, se flattent de nourrir un enfant, qui épuise sans profit pour lui-même leur faible constitution ; pour celles-là nous avons décrit l'allaitement maternel, les charges, les efforts qu'il impose ; qu'elles lisent et qu'elles pèsent avec réflexion ce dont elles sont capables, quel poids de fatigue elles peuvent supporter.

Nous convenons avec elles que l'emploi d'une nourrice expose à des embarras, à des incertitudes et des doutes, à des anxiétés sur plus d'un sujet, mais quand la mère ne peut nourrir elle-même sans danger, elle n'a pas un autre parti à suivre.

Il nous a donc fallu examiner les qualités d'une nourrice, et guider les mères dans le choix auquel elles doivent s'arrêter.

En prenant un parti aussi sage elles n'ont pas abdiqué leur titre, car la tâche la plus forte leur appartient encore dans les soins de la maternité.

La nourrice, en effet, ne donne à l'enfant que le lait de son sein, encore après le troisième ou quatrième mois on y joint d'autres aliments. Est-ce là tout ce qu'il faut à un enfant, et la mère reste-t-elle oisive? n'est-ce pas sur elle que repose le soin de veiller aux vêtements de l'enfant, à la propreté de son corps ; les bains, les lavages, les heures de promenade, celles que l'enfant donnera au sommeil, n'est-ce pas elle qui en règlera tous les détails ? Ajoutons à cela les indispositions si fréquentes chez les enfants du premier âge, et la mère qui accomplit tous ses devoirs trouvera souvent ses journées bien remplies.

Le nourrissage d'un enfant n'occupe d'ailleurs que la première année, un peu plus du tiers de la première enfance. L'enfant est donc encore dans le commencement de cette première période de la vie, quand il retombe tout entier sous la domination maternelle. C'est alors que toutes les dents de lait se développent et avec elles la nombreuse série des affections sympathiques qui accompagnent le moindre obstacle apporté à leur éruption.

Il faut qu'en lisant notre ouvrage les mères apprennent à connaître dans quel ordre et dans quel temps les dents se montrent, quels sont les signes qui annoncent leur prochaine apparition. Cela n'est pas sans influence sur les soins et les précautions que l'enfant réclame ; il faut obtenir que l'enfant, doué d'une bonne nature, se développe sans danger, et que les soins dont on l'entoure soient assez éclairés pour écarter de lui tout ce qui peut arrêter son essor ou l'exposer à de fâcheuses déviations.

L'enfant grandit, et la mère a besoin d'auxiliaires; le choix qu'elle fera n'est pas sans importance, elle doit méditer sur les qualités des serviteurs dont l'enfant sera entouré ; les impressions qu'on reçoit dans le premier âge sont les plus profondes. Ainsi un vase conserve toujours l'odeur dont il a été imbu étant neuf, et la laine une fois teinte ne recouvre plus sa blancheur primitive. Que l'enfant donc, si jeune qu'il soit, ne soit confié qu'à des mains vertueuses, qu'il n'entende aucune parole qu'il doive oublier plus tard, qu'il ne s'accoutume point à un langage incorrect qu'il lui faudra désapprendre. Ce sont là des recommandations que nous faisons aux mères dans le cours de notre écrit ; elles ne sont pas nouvelles, sans doute, l'antiquité en connaissait déjà l'importance, et Quintilien assure que la mère des Gracques, l'illustre Cornélie, dont les lettres et le langage élégant étaient parvenus jusqu'à lui, avait été par son exemple la cause la plus influente de l'éloquence de ses enfants.

La seconde enfance est longue, et la culture des facultés de l'esprit se mêle nécessairement à celle des forces physiques. Les unes et les autres doivent leur manifestation à des organes matériels, dont on doit connaître le mode d'action, quand on se consacre à l'éducation de la jeunesse. Après les mères de famille, c'est donc aux maîtres, aux chefs d'institution que nous nous adressons. Non seulement l'éducation morale, mais la santé du corps est entre leurs mains.

Il a fallu offrir à nos lecteurs des considérations sur le système locomoteur, et leur signaler l'application des lois les plus importantes de l'hygiène, tout à la fois à l'action des muscles, aux fonctions de l'appareil de la respiration et aux actes du cerveau.

C'est par l'emploi de ces moyens qu'on peut perfectionner les instruments de la vie, rendre l'accroissement d'un enfant plus normal, en empêcher les écarts et la déviation; par eux on peut en accélérer la marche ou le retarder au besoin, amener l'organisation au degré de perfection dont elle est capable, et extraire enfin du fonds humain tout ce qu'on peut en extraire sans danger.

Telle est l'utilité de l'application des lois hygiéniques à l'homme ; mais c'est à l'enfance surtout que les effets en sont salutaires, à cause de l'accroissement qui permet aux organes de se modifier en vertu des impressions qu'ils reçoivent.

Trois grands faits qui dominent aujourd'hui les sciences physiologiques, mettent en évidence l'utilité d'un livre sur l'éducation physique.

1° La composition organique du corps humain qui emprunte aux choses extérieures tous les éléments qui le constituent et qui les trouve formés de toutes pièces dans le règne végétal, dans la chair des animaux et dans l'atmosphère, au lieu de les créer elle-même en vertu d'une force plastique que la physiologie lui attribuait avant les travaux de Dumas et de Liebig.

2° Les modifications imprimées à l'organisation par l'application raisonnée des moyens hygiéniques.

3° Enfin la manifestation de maladies spéciales dans leur nature, qui dépendent d'un obstacle ou d'une déviation apportée au développement des organes ou a l'accroissement du corps tout entier. Ces maladies ne peuvent appartenir qu'à l'enfance, n'apparaissent que sur les organisations encore en voie de développement; rien n'est plus propre à les prévenir, que de bonnes règles sur l'éducation physique.

Quant à la première question, de grands maîtres ont examiné le rôle de la matière dans la production, l'accroissement des êtres organisés, et la part qu'elle prend à l'accomplissement des phénomènes de leur existence journalière.

On voit avec étonnement que la nature organique n'emprunte qu'un très petit nombre des éléments si multipliés de la chimie moderne; dans l'atmosphère seule sont renfermées toutes les matières premières de l'organisation.

C'est là que les plantes vont les puiser.

Les plantes empruntent à la lumière solaire la force chimique nécessaire pour décomposer l'acide carbonique, l'eau, l'azotate d'ammoniaque qu'elles y puisent, et le système végétal réalise ainsi un appareil de réduction supérieur à tous ceux que nous connaissons.

Ces éléments décomposés et absorbés par les plantes sont combinés dans de nouveaux rapports, changent de forme seulement, et deviennent les tissus des plantes.

Dans l'obscurité les plantes ne seraient plus que de simples filtres que traversent sans s'altérer l'eau et les gaz ; à la lumière du jour les éléments de ces substances se séparent et sont combinés d'une autre manière, ils sont saisis de la vie végétale, et suivant la belle expression de Lavoisier, le soleil, comme le flambeau de Prométhée, apporte avec la lumière le sentiment et l'organisation.

Les plantes destinées à leur tour à la nourriture des animaux passent à travers leurs organes, mais n'y sont pas déposées tout entières.

Les animaux constituent par opposition

aux plantes, des appareils de combustion, dans lesquels les principes absorbés sont en partie brûlés ou combinés avec l'oxigène de l'air atmosphérique.

La respiration rend à l'air le carbone sous forme de gaz acide carbonique, l'hydrogène combiné avec le même principe retourne à l'air sous forme d'eau, la respiration rend l'azote à l'état libre, et l'oxide d'ammonium est rendu par la sécrétion des reins.

Ainsi ce que les plantes ont enlevé à l'atmosphère, les animaux le lui rendent. Cependant tout ce que les plantes ont donné aux animaux n'est pas tout éliminé par la respiration, les animaux accumulent le reste.

Ce sont ces parties, qui vont, subissant un changement de forme, se déposer dans les tissus organiques et remplacer les molécules qui doivent être rejetées au dehors par les diverses sécrétions; de là, la division établie par Liebig, en aliments plastiques et en aliments respiratoires.

Les aliments plastiques renferment l'azote, mais ils se distinguent des autres substances azotées par la présence d'une certaine quantité de soufre, qui peut en être éliminé sous forme d'acide hydro-sulfurique; ces aliments sont la fibrine et l'albumine végétale, la caséine végétale, la chair et le sang des animaux formés eux-mêmes chez les herbivores par la digestion des premières de ces substances.

Les aliments respiratoires sont la graisse, l'amidon, la gomme, le sucre, les substances alcooliques.

Toutes ces substances dissoutes par l'action des voies digestives sont emportées par le torrent circulatoire à travers le cœur droit, et de là jusqu'aux poumons vers lesquels ces éléments semblent entraînés par une sorte d'attraction puissante; là se brûlent l'hydrogène et le carbone, là se développe la chaleur animale sans laquelle s'éteindrait le mouvement et la vie. Mais à peine le sang a t-il subi cette action de la part de l'atmosphère, à peine a-t-il changé de condition, qu'il semble obéir à une autre puissance attractive; ce n'est plus l'air atmophérique qui l'attire, il est saturé d'oxigène; c'est vers la masse des organes et des tissus du corps tout entier qu'il est emporté, et voilà qu'il prend une route inverse à celle qu'il avait suivie, et qu'il retourne vers les organes y déposer sans doute le principe oxydant de l'air atmosphérique dont il s'est chargé pour le céder à toutes les parties du corps et les brûler avec le même développement de calorique.

De nouveau privé d'oxigène, chargé du détritus des organes, des principes que l'absorption digestive lui apporte, le sang recommence la même pérégrination.

Si le sujet qui vit et qui respire doit croître et grandir, quel sera l'aliment qui lui conviendra le mieux ? Celui qui porte avec les principes constituants du sang le plùs de matière non azotée, en d'autres termes le plus de matière propre à la combustion respiratoire. En effet, la matière butyreuse n'est point azotée, et elle abonde dans le lait, elle s'offre donc à l'action de l'oxygène de l'air, et préserve les organes qui doivent se former de son action destructive. Ainsi priver un jeune sujet de lait, c'est nuire à son développement progressif, car les organes seront obligés de s'offrir eux-mêmes à la combustion de l'oxigène pour produire la chaleur, sans laquelle la vie s'éteindrait; ils perdraient par là les matériaux qu'ils doivent conserver pour leur entretien et leur accroissement.

Tout autre sujet qui ne recevrait pour nourriture que des substances non azotées ne pourrait continuer de vivre. Les molécules des organes entrant dans le sang veineux et dévorées par la respiration ne seraient pas remplacées, et les organes en proie à un amaigrissement continu finiraient par s'anéantir faute d'aliment plastique.

Il en serait de même d'un sujet soumis à une complète inanition. La respiration aurait bientôt détruit ses tissus organiques. Arrivons à cette conclusion, que l'homme puise au dehors les éléments qui entretiennent sa vie et qu'un des plus pressants besoins de la science est de mettre à sa portée ceux dont il doit user convenablement.

L'usage que l'homme en saura faire, mettra toujours en évidence la réalité de cette autre assertion que nous avons émise ailleurs sur les résultats hygiéniques à l'égard des jeunes sujets (*) : par les modifications imprimées à l'acte nutritif on est parvenu à produire sur eux des effets remarquables, à accroître leur taille ou suspendre leur accroissement.

Ces effets ont été plus souvent observés chez les animaux, objet naturellement plus légitime de semblables expériences.

M. Royer-Collard, dans un discours prononcé à l'Académie de Médecine, a raconté les merveilles produites par un simple fermier qui entreprit de doter son pays d'une race d'animaux domestique supérieure en beauté à ceux des autres contrées. Toutes les tentatives de Bakwel, à cet égard, furent couronnées de succès; et quand on songe que nous sommes maîtres de soumettre les forces vitales des animaux à de puissantes modifications qui en améliorent les produits, on s'étonne qu'on ne soit pas tenté plus souvent d'en faire à l'homme une application bien autrement importante.

(*) *Traité des maladies de l'enfance.*

L'incurie, à ce sujet, est en général portée plus loin qu'on ne le pense, et loin d'améliorer physiquement la race, peut-être la laisse-t-on se dégrader.

Nous avons nous-même démontré, dans un autre ouvrage, combien les irrégularités dans le développement du corps peuvent faire naître de maladies. Qui ne concevra qu'un défaut de proportion entre la largeur du thorax et de son axe perpendiculaire met à la gêne les poumons, le cœur et l'arbre circulatoire? Cet état de choses constitue une prédisposition à la phthisie dont une bonne direction donnée à l'éducation de l'enfant peut l'affranchir.

Un accroissement trop rapide de la tige vertébrale peut donner lieu à des affections spasmodiques et convulsives lorsque la moelle de l'épine ne partage pas cette rapidité de développement. Je cite les exemples au hazard, nous pourrions les multiplier sans peine et dresser le long inventaire des maladies de l'enfance qui tiennent aux écarts du développement et à l'ignorance des lois qui doivent présider à l'éducation physique. Je ne vois pas cependant que le législateur se soit beaucoup inquiété de prendre à ce sujet les mesures nécessaires. Les règlements abondent pour cultiver les forces de l'intelligence, pour amener à l'entrée de la carrière des esprits bien préparés à l'étude des lois, des arts libéraux, de la science administrative, et de toutes les autres conditions sociales. Quant aux forces physiques elles deviennent ce qu'elles peuvent, les chefs d'institutions, ceux des établissements universitaires y pourvoient comme ils l'entendent. Que de motifs pour méditer cependant sur un pareil sujet! et quelle gloire pour les hommes éminents qui ont pouvoir et autorité, s'ils parvenaient à donner à la France une race d'hommes robustes, infatigables, capables d'accomplir les travaux les plus rudes dans la paix et dans la guerre, et d'assurer à leur patrie le double empire de la force et du génie?

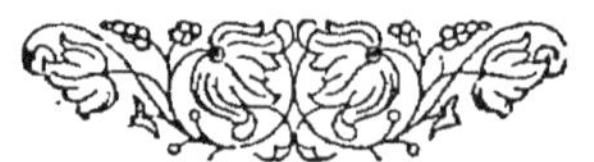

INTRODUCTION.

J'écris un livre à l'usage des mères de familles et des personnes dévouées à l'éducation de la jeunesse; mais pour être utilement appliquées, les maximes qu'il contient doivent être comprises. On doit reconnaître qu'elles ne sont pas empiriques et arbitraires, mais fondées sur la connaissance des lois de la vie : c'est pour en rendre l'intelligence facile qu'il nous faut, dans cette Introduction, initier nos lecteurs aux lois qui régissent l'organisation de l'homme tant qu'il n'a point atteint son dernier degré de développement.

Chez l'homme fait, les organes n'ont pas

de révolution à subir, l'acte vital s'exécute sur un rithme invariable; il n'a d'attaque à souffrir que des causes qui sont hors de lui et de la détérioration insensible du temps. L'enfant au contraire est un être inachevé emporté par un mouvement d'accroissement d'autant plus rapide qu'il est plus voisin de son origine, et qui modifie sans cesse les viscères et les appareils osseux qui les protègent. Cette force invisible de développement a ses lois; elles peuvent être troublées dans leur ensemble et dans leur harmonie, et les causes de leur perturbation se trouvent dans les vices inhérents à la naissance ou dans diverses circonstances de l'éducation physique et morale; il est important que ces causes n'échappent point à l'attention de ceux qui se dévouent à protéger la faiblesse du jeune âge.

En observant avec soin les causes qui déciment les familles, en cherchant à les combattre on découvre les lois par lesquelles les races peuvent grandir et devenir saines et robustes ; en recherchant le mode par lequel la nature forme et conserve les sociétés, on entrevoit ce qui dans nos institutions est utile ou contraire à leur développement.

Le *nombre* est la loi qui domine la race humaine au berceau ; la fragilité de l'homme est prévue, la part que la maladie doit dévorer, celle qui est due à la conservation de la société, ont été faites par avance. On suppose en France d'après des calculs certains, plus d'un million de naissances annuelles, Mais une année s'écoule à peine que le quart des enfants qui viennent de naître a succombé. Cette moisson de mort ne s'arrête pas encore, quoiqu'elle ne soit plus aussi abondante. Les années qui suivent déciment encore cette jeune population qui arrive ainsi réduite de moitié à la vingtième année de son âge.

Ainsi l'homme a trouvé des causes de mort

dans l'impuissance de ses parents à procréer des êtres forts ; il trouve des obstacles à son développement même dans le sein maternel, une lutte hostile dans les efforts de la parturition qui ne peut s'accomplir sans douleur ; et à dater de l'heure de sa naissance jusqu'au jour de son développement parfait il aura subi une longue épreuve, une lutte dans laquelle la moitié des êtres a succombé. En présence de tels faits, qui peut douter de l'utilité des études sur l'éducation et de la nécessité de les répandre et de les rendre vulgaires ?

L'intervention des lois civiles dans le mariage, celles de l'église aussi ont-elles eu pour but l'amélioration des races ? Les législateurs des deux ordres ne l'ont point dit.

En prohibant l'union entre certains degrés de parenté, ils ont eu dessein de prévenir l'envahissement des fortunes et de fortifier, contre l'instinct d'un penchant naturel, les mœurs des personnes qui vivent dans le cercle d'une même famille; cependant au delà de ces motifs se révèle une singulière connaissance des lois de la vie. On sait que les races se détériorent quand elles se refusent à des alliances étrangères, et qu'il leur faut pour se relever un sang qui soit nouveau. Ainsi le laboureur ne confie point au même sillon le grain qu'il y a recueilli, il craindrait de n'obtenir qu'une maigre moisson.

Le nombre des enfants mâles l'emporte d'un quinzième sur celui des enfants de l'autre sexe. Mais cette supériorité numérique disparaît devant les causes de maladies qui moissonnent plus largement les premiers, et vers l'âge de puberté l'égalité numérique est rétablie.

Cette loi de la nature semble essentielle à la conservation des peuples qu'elle divise ainsi en couples appelés à composer de nouvelles familles; mais si des circonstances peu favorables à l'intégrité ou à l'amélioration des races s'établissent au sein des populations, cette loi est la première qui s'altère, la proportion des naissances entre les enfants des deux sexes est intervertie, et comme la loi de mortalité est la même, le nombre des filles à l'époque du parfait développement l'emporte sur celui des hommes, et cet excédant s'éteignant dans un célibat forcé, est une perte qui se renouvelle à chaque génération et atténue insensiblement la force numérique des nations.

L'application de cette théorie s'est déjà trouvée faite. Hufeland, dans l'examen des naissances chez les familles juives établies en grand nombre en Pologne et en Prusse, les a trouvées dans des rapports diamétralement opposés à celle des autres peuples : nous expliquons cette différence par le soin avec lequel la loi mosaïque proscrit les alliances étrangères qui auraient altéré une religion et des mœurs que cette loi voulait rendre éternelles.

La prévision du législateur était juste : le caractère national ne s'est pas altéré par le temps ; mais comme s'il était dans la destinée des choses humaines de ne pouvoir échapper à la destruction, la loi même qui préside à la conservation de la nationalité amène peu à peu la destruction de la famille et finira avec le temps par anéantir la nation elle-même. Des considérations de cette nature préoccupaient peut-être la pensée du législateur quand il a interdit le mariage entre des parents à des degrés très rapprochés.

Le développement plus ou moins précoce de l'époque pubère a fait varier, suivant les divers climats, l'âge légalement requis pour le mariage. En cela il est évident que la loi est faite d'après les notions relatives à la nature physique de l'homme ; et pourtant dans l'interprétation du motif de cette loi on affecte de voir plutôt dans le législateur l'intention de repousser tout engagement sérieux avant l'âge d'un complet discernement. Et soit que la science physiologique n'ait pas offert des documents assez sûrs, soit qu'on ait négligé de recueillir les faits qui pouvaient éclairer, il est certain qu'on a pas toujours fait à la science de la vie des emprunts assez fréquents pour bien gouverner les hommes.

La jeunesse trop grande d'un père ou d'une mère n'a pas sur les enfants une égale influence.

Un père très jeune ne produit que des enfants faibles plus accessibles aux causes morbides et dont le développement est plus incertain, quelque soit d'ailleurs l'âge de la mère; mais un père robuste obtient d'une mère même très jeune et très faible des enfants d'une constitution plus forte.

Les hommes livrés aux détails de l'économie ont fait sur les animaux domestiques des observations parfaitement identiques aux nôtres : les extraits qu'ils obtiennent étaient toujours robustes, quand le mâle avait passé l'âge du développement complet et que la femelle était jeune.

L'hérédité des maladies est aussi plus certaine quand elle dérive du père. J'ai vu rarement des enfants nés de pères phthisiques échapper à la destruction des poumons, et je compte sur les notes que j'ai prises à cet égard bien des sujets nés de mères phthisiques et qui ont aujourd'hui passé l'âge ordinaire du développement de la maladie.

Tout individu atteint d'affections susceptibles de transmission par voie d'hérédité devrait s'interdire le mariage. L'inviolabilité due à la vie privée ne permettant aucune enquête sur les infirmités cachées, le jugement dans de telles circonstances est abandonné à l'équité des familles. C'est à elle que la société a remis le soin de sa défense, en lui prescrivant de repousser des alliances qui doivent produire des êtres dont la débilité ne pourra jamais rendre de services au pays.

Au nombre des maladies qui devraient jeter sur l'homme cette espèce d'interdit, nous mettons la phthisie pulmonaire. Les phthisiques sont nombreux, ils encombrent les hôpitaux, se rencontrent à chaque pas dans la pratique médicale, et l'insuffisance des moyens thérapeutiques opposés jusqu'ici à cette maladie nous fait souhaiter qu'on cherche plus haut les moyens de délivrer la société du fléau de cette lèpre nouvelle.

Après elle vient l'épilepsie, mais beaucoup plus rare, et d'ailleurs ne portant pas le cachet d'une incurabilité aussi absolue.

La manie, la mélancolie, les affections hypocondriaques, toute espèce d'affection mentale, n'entachent pas un sujet dans une famille sans faire naître de justes craintes pour d'autres membres et pour leur descendance.

Les sujets même, qu'on ne pourrait accuser d'aberration mentale, mais dont le caractère est bizarre, l'humeur difficile et peu en harmonie avec les choses ordinaires de la vie, sont déjà à redouter.

La pierre et la gravelle se transmettent aussi par voie d'hérédité ; il en est de même de la goutte, des rhumatismes, des affections cancéreuses. Ces maladies sont celles qui passent facilement d'une génération à l'autre.

La syphilis, les scrofules et les dartres reparaissent souvent sous des formes nouvelles qui ne permettent pas aisément de reconnaître leur premier caractère.

La transmission des maladies héréditaires est sans doute un phénomène du même ordre que la ressemblance observée entre les enfants et les pères.

Une maladie semble parfois épargner une génération et se reproduire à la suivante ; le germe ou la prédisposition existait sans doute, seulement il lui a manqué une cause d'excitation propre à la développer. De tels faits, tout singuliers qu'ils paraissent, s'expliquent par un exemple emprunté à la médecine hippiatrique. On conservé avec soin un cheval de bonne race quoique de médiocre apparence et de forme imparfaite, car cet extrait chétif reproduira toutes les belles qualités de l'animal dont il est issu, et même jusqu'aux taches de son pelage. Toutes ces qualités étaient en lui, mais latentes et non développées.

Etmuller et Stahl, ont rassemblé une grande quantité de faits qui établissent l'hérédité des maladies et la loi de leur développement. Les écrouelles, le rachitisme, se développent dans la première enfance, la phthisie pulmonaire dans la jeunesse, l'hypocondrie dans l'âge mûr, la goutte, le calcul de la vessie dans la vieillesse.

Dès que nous reconnaissons dans la transmission héréditaire une prédisposition avant une maladie réelle, n'est-il pas juste d'éviter dans les unions projetées, les conditions qui peuvent la créer, et si la prédisposition existe ou si elle est prévue, n'est-il pas possible d'en prévenir la métamorphose par des soins hygiéniques sagement combinés? Le grand Boerhaave sauva l'unique héritier d'une nombreuse famille, dans laquelle la phthisie était héréditaire, par des saignées faites à trois époques de l'année, et par l'usage de la voiture : l'usage du cheval si commun en Angleterre, se rattache à la même intention; la secousse imprimée aux viscères abdomniaux par les allures de l'animal, attire le sang vers le ventre qui grossit, et dégage la poitrine. Dans les voyages sur mer, la nausée, par l'effet des pressions diaphragmatiques, imprime aux poumons une pression salutaire qui les dégorge, et qui explique la rareté des accidents de phthisie parmi les marins.

Van Svieten rapporte l'exemple d'un homme qui avait épousé une femme mourant, à 30 ans, d'une phthisie héréditaire.

Ses frères et ses sœurs avaient succombé au même mal ; quatre enfants issus de ce mariage furent atteints de la maladie, trois périrent et le quatrième évita la mort par les moyens que suggérait la prévision du sort auquel il était destiné.

Les enfants qui offrent avec leurs parents une extrême ressemblance, sont aussi ceux qui sont le plus exposés à l'hérédité de leurs maux.

Enfin le médecin, le philosophe, ceux qui prennent intérêt à l'intégrité et à la conservation des races, doivent reconnaître que le caractère d'hérédité donne aux maladies une opiniâtreté que les affections accidentelles ne revêtent jamais.

La débilité des enfants premiers-nés est plus commune, comme l'arbre trop jeune qui porte ses premiers fruits ne peut leur donner toute la saveur et la perfection qu'ils auraient plus tard.

On compte plus d'enfants morts-nés aux

premières couches ; il n'en est plus de même quand les années ont fortifié les organes et que les habitudes régulières de la vie domestique ont donné à la santé le complément de force dont elle manquait.

Les enfants qui naissent restent dans l'intérieur de la famille pour y être élevés, ou ils sont envoyés au dehors. Ils sont nourris par leur mère ou par une nourrice, ou bien dès leur naissance ils sont allaités artificiellement.

Ces diverses conditions ont sur eux une influence qui n'est pas la même dans ces diverses circonstances et qu'il est bon de chercher à apprécier.

La vie de famille est la plus favorable aux enfants : soit qu'ils tètent le sein de leur mère ou celui d'une nourrice, il est important pour eux de rester dans la maison paternelle.

Là seulement les soins s'étendent à l'universalité de leurs besoins ; les mesures préventives des accidents qui peuvent leur donner la mort ou leur causer des infirmités sont mieux prises.

Il est bien entendu que la maison doit être dans de bonnes conditions de salubrité. On trouve beaucoup de familles occupant les rues obscures des grandes villes : elles agissent dans l'intérêt de leurs enfants quand elles les font élever à la campagne.

Les enfants nourris artificiellement ont des chances fâcheuses à supporter, surtout à l'époque de la dentition. Le succès de cette espèce de nourrissage est attaché surtout à des conditions atmosphériques : l'air contribuant dans l'acte respiratoire à la formation du sang autant que les forces assimilatrices de l'estomac, les enfants ainsi nourris s'élèvent très bien avec le lait des animaux dans les lieux élevés, sous l'influence de l'air des montagnes; mais ailleurs, dans les familles, un tel nourrissage assujettit à des précautions sans nombre auxquelles il est difficile de ne point manquer.

L'éducation des enfants en commun est une méthode funeste : nous en avons fait plus d'une fois malgré nous la triste expérience. Lorsque j'étais à la tête du service chirurgical de la Charité, les nourrices venaient à l'hospice chercher les enfants qu'on leur confiait ; mais quand les rigueurs de la saison ou les travaux urgents de la campagne suspendaient leur arrivée, quelques jours suffisaient pour accumuler dans la salle trente et quarante enfants, et malgré le nombre et le zèle des filles consacrées à les servir, malgré les mesures les plus utiles à leur conservation, les pertes étaient nombreuses et dépassaient toujours la proportion ordinaire.

Malgré l'organisation parfaite des hospices d'enfants abandonnés qui assure une nourrice à chacun d'eux, ces asiles de l'enfance en conservent moins que les familles.

La raison en est que les enfants de l'hospice, quittant le sein de la nourrice, privés de parents, sont considérés comme dans un état d'infériorité et traités en conséquence dans une famille étrangère. Nos hommes d'état, nos grands financiers qui savent si bien grouper les chiffres, ne pourraient-ils, au lieu d'un nourrissage mercenaire, créer à l'enfant abandonné une famille adoptive? Il me semble qu'un petit capital, une fois donné, inférieur peut-être à la dépense imposée à l'hospice par les sept premières années de l'enfant, pourrait y suffire : cette somme tenterait les familles pauvres des campagnes mal peuplées de la Bresse et de la Savoie; à ce prix ils adopteraient un enfant qui prendrait leur nom et ferait partie inaliénable des leurs.

Une telle mesure ferait courir à la famille naturelle le risque de perdre l'enfant pour toujours, il est vrai, mais elle empêcherait beaucoup d'abandons; beaucoup, en effet, ne se livrent à cet acte dénaturé qu'avec la pensée de réclamer l'enfant plus tard, et si parfois loin de lui les sentiments du cœur s'éteignent peu à peu, si quelques uns finissent par l'oublier tout-à-fait, beaucoup ne l'abandonneraient pas s'ils avaient la crainte qu'il ne leur fût jamais rendu.

On a cru mettre un frein à ces actes dénaturés en gênant le libre accès des tours dans les hospices; on s'est aperçu que des parents parvenaient parfois à percer le secret du séjour des enfants qu'ils avaient exposés; on a eu la méchante idée de les soustraire à cette tendresse clandestine, et on avait proposé de les transporter à l'improviste d'un département dans un autre. On espérait ainsi, par cette guerre faite au sentiment naturel, déterminer beaucoup de réclamations d'enfants qui n'auraient été faites que plus tard.

Cette mesure atteint son but, cela est vrai; mais nous sommes loin d'y applaudir, et nous louons les administrations lyonnaises de ne point la pratiquer. Loin d'applaudir à cette mesure toute financière, nous ne voyons en elle que ce qu'elle a d'acerbe : des enfants arrachés à des nourrices dont l'attachement instinctif avait pour eux quelque chose de l'amour maternel, le découragement naissant de la pensée qu'un enfant qui lui sera enlevé dans quelques mois coûte à sa mère adoptive des soins dont le succès ne profitera pas à son amour-propre, et de là indifférence et aggravation des maux qui pèsent sur les enfants abandonnés.

Revenons aux enfants en général, et remarquons que dans le développement de l'homme c'est l'élongation qui l'emporte sur le mouvement d'accroissement transversal; les variations que subit cette loi de l'accroissement rend raison de la différence de taille des individus; elles expliquent ainsi les vices de configuration que présentent certains sujets dont les membres thorachiques ou abdominaux plus longs ou plus courts qu'il ne convient au tronc, déparent ainsi leurs proportions.

Si au contraire c'est le tronc qui grandit outre mesure, la largeur du thorax n'est plus en rapport avec son axe perpendiculaire. Le cœur et l'arbre circulatoire sont placés trop à l'étroit, et cet appareil mal à l'aise gêne aussi les poumons entre lesquels il est placé. Cet état de chose constitue une disposition à la phthisie, à laquelle les sujets ainsi conformés doivent souvent leur fin prématurée.

Ce qui est digne de remarque dans cette circonstance, c'est que la partie antérieure ou sternale de la poitrine, moins abondamment pourvue de sang artériel, n'est point entraînée dans un mouvement de croissance égal à celui de la partie postérieure ou des vertèbres; de sorte que le sternum reste court, nouvelle disposition à la phthisie et aux maladies du cœur, en ce que le sternum mesure l'étendue du médiastin qui est l'habitacle de l'agent principal de la circulation.

Un tel sujet peut traîner une existence difficile; le mal peut s'arrêter devant les progrès de l'accroissement, les organes se faire à cet état de gêne; mais si l'œil vigilant de la science est fixé sur lui, on ne lui permettra pas de lutter contre des causes puissantes de destruction; une vie laborieuse et dure lui est interdite; il ne supportera pas la fatigue du soldat; le poids du sac sur ses épaules accroîtrait la dyspnée et amènerait une destruction inévitable.

Une telle organisation ne résisterait pas à l'effort mécanique, au mouvement des métiers de nos ouvriers tisseurs, et souvent j'ai fait rompre, entre des chefs d'ateliers et de jeunes élèves, des contrats d'apprentissage dont l'exécution eut coûté à ceux-ci la santé et peut-être la vie.

Tout exercice violent, celui même de la parole en plein air, le jeu des instruments à vent sont funestes aux poitrines débiles.

Le développement extrême des bras, relativement au thorax, est encore une de ces inégalités de la loi de l'accroissement qui expose les sujets à la phthisie; on voit des sujets, dans un âge encore tendre, livrés à de rudes travaux qui ont développé leurs membres supérieurs; des mains énormes, de gros bras, une épaule large et forte est attachée à un thorax exigu. Ce sont là des branches qui ont nui au tronc et qui l'ont épuisé par leur développement exubérant. Ce désaccord, entre ces membres, instruments d'un travail ardu, avec l'impuissance des grandes fonctions de la vie, la respiration et la circulation cardiaque se traduit alors par un désordre qui aboutit bientôt à la destruction de l'individu.

Peu d'hommes présentent la rectitude de formes et de proportions qu'exige la perfection académique; et dans leurs défauts, nous préférons rencontrer un grand développement du thorax avec des membres thorachiques faibles, plutôt qu'une disposition inverse; dans le premier cas la santé est toujours mieux assurée.

Quand la colonne vertébrale subit un mouvement d'élongation exagérée, la moelle de l'épine renfermée dans le canal, éprouve aussi des modifications dans son mode d'existence; l'obliquité devenue plus grande des racines nerveuses qui forment les plexus lombaires et sacrés, l'allongement des filets nerveux, nuisent au développement des extrémités abdominales; il y a faiblesse dans les articulations des genoux, exiguité dans le volume de la jambe, et en effet, les hommes très grands sont moins bien partagés que les autres sous le rapport de la force de leurs membres inférieurs.

Ceux qui se dévouent à l'éducation de l'enfance, ne doivent-ils pas se demander s'il est possible à l'homme de modifier la force d'accroissement qui est en lui, de la régulariser enfin, de manière à éviter les effets fâcheux de ces anomalies.

L'observation prouve jusqu'à l'évidence que la chose est possible : ne sait-on pas que les membres grossissent sous l'influence d'un exercice modéré? Les bras des ouvriers boulangers occupés à pétrir le pain, les jambes des danseurs, les doigts des jeunes sujets exercés à l'étude du piano, s'accroissent et se développent par le mouvement quotidien. Les sujets couchés sur des lits durs grandissent plus que ceux qui sont étendus mollement sur des couches plus tendres.

La marche forcée et répétée chaque jour, modère l'accroissement en longueur et développe les diamètres transversaux du tronc. Le centre des muscles moteurs grossit par la marche et l'action ; le poids des fardeaux appelle et développe la résistance et la force dans les colonnes osseuses de sustentation dont le squelette de l'homme se compose ; l'usage du cheval développe la largeur des veines abdominales, la capacité du ventre, et prépare au sang qui engorge la poitrine une retraite vers les viscères inférieurs.

Le régime alimentaire influe également sur la puissance d'accroissement d'un sujet. Berklay, évêque de Cloyne, essaya de développer cette puissance chez un pauvre orphelin nommé Macgrath. Le succès de cette tentative dépassa les limites dans lesquelles le pieux expérimentateur aurait voulu l'enfermer. Macgrath, à seize ans, avait atteint la taille de sept pieds anglais et à vingt ans, il mourrait épuisé et vieilli par l'accélération imprimée au mouvement de la vie.

Berklay ne put voir ni le plein succès de son expérience, ni les suites funestes qu'elle eut pour Macgrath. Il mourut lui-même avant que ce dernier eut acquis sa taille gigantesque, et Watkinson, qui rapporte cette histoire, n'indique pas quels principes hygiéniques furent appliqués à l'éducation de cet enfant.

On pense que l'usage habituel d'une nourriture molle, de boissons mucilagineuses et en général ce qu'on appelle l'alimentation relâchante, composaient les principaux moyens de l'évêque de Cloyne. On sait au contraire, mais plus positivement, que l'usage des boissons spiritueuses et des liqueurs fermentées suspend l'accroissement des animaux.

Aussi c'est un usage traditionnel de ne donner le vin qu'avec parcimonie dans l'âge de l'accroissement, et même de le distraire tout-à-fait du régime des enfants en bas âge.

Ces considérations prouvent jusqu'à l'évidence qu'on peut agir sur la puissance d'accroissement de l'homme, et faire tourner au profit de l'éducation, le discernement avec lequel l'art peut modifier ou prévenir les écarts du développement physique, et les perturbations ou les anomalies de cette force.

Quand on examine le développement de

l'homme, depuis l'instant de la conception jusqu'à son état de perfection physique, on voit que non seulement l'organisme tout entier, mais encore chaque organe en particulier, parcourt certaines périodes qui lui sont assignées dans un ordre normal et régulier.

C'est là ce que nous voulons appeler la loi du développement.

Nous voulons, par un exposé simple et clair des phénomènes qui lui appartiennent, initier nos lecteurs à la connaissance de cette loi, quelqu'étrangers qu'ils puissent être d'ailleurs aux sciences anatomiques et physiologiques.

Cette loi porte en elle un caractère bien remarquable : c'est l'inconcevable rapidité avec laquelle elle apparaît d'abord, et qui va se ralentissant sans cesse jusqu'au moment où l'accroissement est accompli.

On y distingue la première période, ou la vie intra-utérine, qui dans l'espace ou terme moyen de deux cent soixante et dix jours, amène le germe imperceptible de l'embryon à la longueur de seize à vingt pouces, et au poids de cinq à sept livres, de trois mille à trois mille cinq cents grammes.

La seconde période commence à la naissance de l'enfant, et se termine avec la première dentition; c'est environ deux ans et demi. On lui donne le nom de première enfance.

Remarquons que le temps de cette seconde période équivaut à quatre fois celui de la première, et que dans cet espace de temps la taille de l'enfant n'a pas toujours doublé; première preuve d'un prodigieux ralentissement dans le mouvement organique du développement.

La troisième période n'a pas de limites fixes dans les temps; elle est marquée par deux grands phénomènes qui se suivent à plusieurs années de distance. Le premier, c'est l'apparition complète des dents qui suivent celles qu'on appelle dents de lait. Le second, c'est le développement des signes de la puberté dans les deux sexes. Cette longue et dernière période comporte de seize à dix-huit ans dans sa plus longue extension, et double la taille de l'homme, qui a pris à deux ans et demi la moitié de celle à laquelle il est destiné.

Pour être entièrement exact, il ne faut pas seulement tenir compte de l'accroissement linéaire de l'homme, il faut encore reconnaître l'augmentation de son poids dans les diverses périodes; et avec ce nouvel élément d'appréciation, il reste bien constant que le développement est bien plus rapide dans le premier âge de la vie que dans ceux qui le suivent.

Est-il maintenant difficile de comprendre que le nombre des maladies, leur gravité, sont en rapport direct avec la rapidité du mouvement de la vie, et qu'ainsi, le premier âge est exposé à plus de chances fâcheuses et réclame des soins plus multipliés et plus attentifs que les âges suivants.

N'est-ce pas, en effet, pendant la vie intra-utérine, que se développent les anomalies, les imperfections de l'organisme qui font naître l'enfant non viable, qui le frappent de mort même dans le sein maternel?

Les tables dressées pour établir les probabilités de la vie humaine, attestent que le jour de la naissance est le jour le plus mortel de la vie; le cortége des maladies de l'enfance ne diminue-t-il pas à mesure que l'on avance vers l'âge adulte où toutes les chances possibles de conservation sont acquises à l'homme. La rapidité de l'accroissement est donc en harmonie avec les maladies nombreuses de l'enfance, et les dangers multipliés du premier âge justifient les soins et les préceptes dont l'éducation physique des enfants est l'objet.

Cette explication générale deviendrait

plus précise, si nous faisions remarquer que chaque organe en particulier a sa période d'imperfection et de complet développement ; nous en choisirons un seul exemple.

Les connaissances physiologiques dont nous sommes redevables à l'ouvrage de notre admirable Serres sur l'arbre nerveux des vertébrés nous fait voir combien le cerveau de l'enfant qui vient de naître, est loin encore de la perfection, et sans le secours de ces notions d'anatomie transcendante, nos lecteurs peuvent le comprendre, en remarquant combien est étroite la mesure de l'intelligence ou tardive ou précoce qu'on reconnaît aux différents âges de l'enfance ; dès-lors on ne s'étonne plus, que dans son pénible travail d'organisation, le cerveau ne devienne par un effet réflexe, le siége de beaucoup de maladies de l'enfance.

L'hydrocéphale aigüe, si redoutable aux familles, se développera chez les enfants négligés, par le travail orageux d'une dentition pénible, par la suppression du flux alvin qui succède à l'irritation des gencives.

L'entrée d'un accès de fièvre intermittente peut être marquée par des convulsions, et par suite, par une lésion plus grave du cerveau.

En voyant ainsi l'hydrocéphale se mêler dans l'enfance à tant d'affections muqueuses, catharrales, on en conclut qu'elle est due à l'impuissance du cerveau à régulariser les mouvements morbides de l'économie ; on s'explique pourquoi cette maladie est plus fréquente chez les enfants plus jeunes, pourquoi sa fréquence diminue à mesure qu'ils avancent en âge ; pourquoi les garçons, dont le cerveau est plus lent à se développer, y sont exposés plus longtemps, tandis que chez les filles, dont le développement est plus prompt, la disposition disparaît aussi plus tôt. De ces considérations sont nés, dans le *Traité de l'éducation physique*, les préceptes relatifs au travail intellectuel des enfants, et la nécessité de ne point hâter l'éclosion de leurs facultés mentales, de ne point exciter leur mémoire, et ménager enfin, par un repos et un sommeil plus large que celui des adultes, l'irritabilité du cerveau.

Nous pouvons donc signaler la connaissance de l'accroissement de l'homme et du développement de ses organes, comme la base de la science qui prévient les maladies spéciales de l'enfance. Je ne pourrais aller plus avant dans cette recherche, sans toucher à la pathologie, qui n'est pas l'objet de ce livre.

Je terminerai cet examen par cette simple réflexion : que le nombre des maladies, les chances de mort dépendent surtout du haut degré d'organisation des êtres et des efforts que l'organisme doit subir pour arriver à sa dernière perfection.

L'homme est-il moins robuste que les animaux qui le servent? Non, sans doute. Mieux qu'eux il peut supporter l'influence des climats les plus opposés; il vit au milieu des glaces de la Sibérie et sur les rives brûlées du Sénégal, tandis que les animaux n'habitent que quelques zônes, au-delà desquelles leurs espèces ne peuvent s'acclimater et meurent. Cependant, de tous les êtres, l'homme est celui dont les maux sont les plus nombreux.

Comparée à la vie embryonaire des animaux, celle que l'homme passe dans le sein de sa mère est courte. C'est une loi de la nature, dont Harvey le premier, a signalé l'existence et le but. Pour arriver au degré supérieur de perfection destiné à son être, l'homme devait s'élever plus vite que les animaux au-dessus des échelons inférieurs, et cette rapidité même de développement cause les maladies plus fréquentes de son premier âge.

La gestation d'un enfant mâle est plus courte de quelques jours, que celle d'un enfant de l'autre sexe.

Aussi le premier, dont la vie embryonaire est plus courte et plus rapide, doit atteindre à un degré d'organisation plus élevé; il est destiné à une stature plus haute. Le cœur, les poumons, le larynx, aquerront chez lui de plus larges dimensions; la force de son intelligence lui assurera le premier rang, mais tous ces avantages coûteront plus de temps à la nature et seront plus longs à se développer.

Chez la femme, au contraire, la perfection de son être coûtera moins d'efforts à l'organisme; son développement complet sera plus prompt, son intelligence plus précoce, et avec cette vie plus facile la femme courra moins de danger; aussi le nombre des garçons qui périra dans l'enfance, sera un peu plus grand que celui des filles.

TRAITÉ

SUR

L'ÉDUCATION PHYSIQUE

DES ENFANTS.

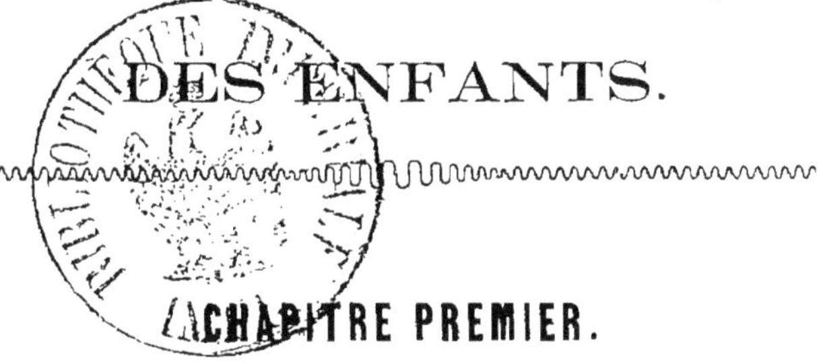

CHAPITRE PREMIER.

CONDITION PHYSIQUE ET MORALE DE L'ENFANT DU PREMIER AGE.

La vie a un cours qui consiste dans une série non interrompue de mutations; cependant au milieu de son instabilité incessante, à travers ses métamorphoses diverses, elle est poussée vers un but déterminé. Au premier coup d'œil sur les lois générales de la nature, l'enfant qui vient au monde apparaît comme un produit de l'espèce, nourri, protégé par des individus plus mûrs, mais se préparant à prendre rang parmi eux, et marchant de jour en jour vers l'indépendance et l'individualité. On peut même dire que l'enfant dans le sein maternel a déjà sa vie à part, ses maladies propres, son accroissement particulier, mais il n'a pas son entière indépendance : entre sa mère et lui, il existe encore un lien organique qui ne sera rompu qu'au jour de la naissance. Jusque là la nature a pris toute la responsabilité de l'œuvre ; au moment de naître, la condition de l'enfant va changer, la séparation matérielle s'acomplit, et, par une sorte de compensation, c'est aussi dans ce moment que des liens moraux, plus forts que ceux qui viennent de se briser, s'établissent entre une mère et son fils.

Faible et nu, l'enfant qui vient de naître ne se rattache plus à celle qui lui donne le jour que par ses besoins, par sa faiblesse et son impuissance à se suffire à lui-même, tandis que la mère éprouve subitement les premiers transports de la tendresse maternelle. Cet amour vif et tendre est ce qui garantit à l'enfaut tous les soins qu'il réclame et sans lesquels la fin de sa vie toucherait à son commencement.

De quelle nature est-il donc ce sentiment que Dieu n'a donné qu'aux mères ? N'est-ce point une des formes sublimes dont se revêt la puissance créatrice? En lui il y a une mission conservatrice dont tous les êtres qui vivent ressentent un moment l'inspiration; mais, chez une mère, sa durée n'est pas bornée à l'âge de faiblesse et d'impuissance de l'enfant, sa pérennité se montre comme la manifestation d'un rang supérieur, comme la condition d'un développement plus avancé de la vie ; et sans doute, pour arriver à son existence si parfaite, l'homme devait en sentir l'influence, en éprouver le bienfait.

Imperfection de l'enfant à la naissance; — son impuissance.

L'homme n'est pas développé au moment de sa naissance; il l'est moins que la plupart des animaux. Quoiqu'il ait subi un long séjour dans le sein maternel, la durée et l'excellence de cette sorte d'incubation n'a point hâté son développement. Une telle lenteur dans sa marche perfectible ne se comprend que sous le point de vue téléologique; c'est-à-dire qu'en raison du but éloigné, mais certain, de haute perfection qu'il doit atteindre, l'homme coûte plus de temps et d'efforts à la puissance organisatrice de la nature.

En datant notre vie du jour de la naissance, nous laissons hors de compte la vie embryonaire ; nous nous donnons ainsi pour plus jeunes que nous ne sommes, de tout le temps passé dans le sein maternel ; la vie embryonaire était la première période de notre existence, c'était une préparation à la vie réelle. Mais entre ces deux conditions il y a une grande différence, et, quoique l'organisation y soit préparée, jamais dans le cours de la vie elle n'aura à subir d'aussi brusques et d'aussi grandes métamorphoses que celle qui s'est opérée au moment de naître.

L'enfant est jeté au monde violemment; s'il est passif dans cet acte, cela veut dire qu'il n'unit pas ses efforts à ceux de sa mère, mais il supporte toute la pression du travail de l'enfantement, et la violence qu'il en éprouve serait assez grave pour occasionner sa mort, si elle devait être longtemps prolongée.

A ce moment, des fonctions étrangères à la vie intra-utérine s'établissent dans les cavités viscérales ; la respiration se développe dans la poitrine; dans la tête, les organes sensoriels s'ouvrent au monde, et absorbent les aliments de la sensation ; l'absorption nutritive va s'établir sur l'estomac et le canal digestif. C'est là sans doute un mouvement de progression, l'effet accompli d'une tendance primordiale préparée d'avance dans l'ombre de la vie embryonaire, mais la réalisation en est brusque, et le reste de la vie n'en offrira pas un autre exemple.

Les caractères que l'enfant présente dans les premiers jours de la vie n'ont rien encore d'arrêté ; ils sont transitoires et tracés dans une direction générale calculée en vue des âges subséquents ; c'est ainsi qu'on peut saisir en lui les germes d'une ressemblance plutôt que cette ressemblance elle-même, et que les diverses parties de son corps, quoiqu'identiques à celles de l'homme, offrent un autre ordre de proportion entre elles. Le volume énorme de la tête, la brièveté du cou, l'étendue de l'abdomen et l'exiguité du thorax, contrastent avec l'harmonie de ces mêmes parties chez l'adulte : enfin l'incurvation du tronc et le peu de développement des membres en font un être si peu avancé qu'on se demande, à son aspect, ce qu'il pourra par lui-même, et ce qu'il attend du secours des autres.

Après la naissance, la vie a besoin d'air, de nourriture, de chaleur et d'abri.

L'enfant est au milieu de toutes ces conditions, mais l'air est la seule chose qu'il puisse s'approprier de lui-même. Ce fait que nous remarquons, et la profusion avec laquelle la nature a répandu l'air sur toute la surface du globe, attestent assez qu'il est la première condition de la vie. L'enfant rencontre dans l'atmosphère une première création en harmonie aves ses organes. Respirer est son premier acte de spontanéité, c'est par là qu'il prend possession du monde extérieur, c'est le premier usage des forces animales développées en lui pour atteindre un but, la conservation de soi-même.

L'air, en pénétrant dans les cavités nasales, et peut-être aussi la lumière, y détermine des éternuments qui débarrassent le nez des mucosités; l'accès de l'air en devient de plus en plus facile, et l'enfant aquiert dès lors la faculté de téter et de respirer à la fois. Par les efforts des premières respirations, la voussure thoracique se soulève, les poumons se développent, mais le larynx et la trachée-artère attendent un ordre d'excitations plus tardives; leur étroitesse rend la respiration du nouveau-né bruyante; elle reste ainsi marquée d'une sorte d'imperfection qui expose les organes respiratoires à des maladies que l'on ne retrouve pas dans l'âge adulte. Pour le moment, relativement à la condition physiologique, la respiration brûle moins d'oxygène, et la faculté de produire de la chaleur est faible : elle est insuffisante quand l'enfant n'est pas à terme, et, dans toute circonstance, elle laisse l'enfant, sous ce premier rapport, dans la dépendance de sa mère. — C'est donc la mère qui veillera à le réchauffer en le tenant pressé contre son sein ; c'est elle qui prendra soin de lui préparer des langes pour conserver sa chaleur naturelle, des drapeaux pour absorber l'humidité de son corps ; elle entretiendra autour de lui une douce température qui soit en aide à celle dont il est lui-même le foyer.

Suivant J. Davy, la chaleur d'un enfant nouveau-né n'est d'abord que de 27 à 28 degrés (Réaumur), elle est même de 25 ou 26 chez les enfants débiles et non à terme. Aussi la mortalité est-elle plus considérable en hiver qu'en été, à l'égard des trois premiers mois de la vie.

Dès que l'enfant a triomphé des étreintes du part et du trouble qu'excitent en lui les impressions de l'air et de la lumière ; dès qu'il repose dans cette couche molle et tiède que lui à préparée la prévoyance maternelle, il se calme, il s'endort, il retombe dans cet état de vie embryonaire dont il vient de sortir. La respiration seule, fonction toute involontaire, se balance au contact de l'atmosphère, et le nouveau-né manifeste son bien-être par le sommeil.

Cependant l'enfant, en se séparant de sa mère, a cessé de jouir de cette nutrition non interrompue qu'il puisait dans le sang maternel par le placenta et son cordon ombilical. Cette source est perdue pour lui, et l'absorption nutritive s'est transportée sur une autre surface ; c'est là qu'après une pause de quelques heures le besoin de se nourrir va se faire sentir pour la première fois. Le sentiment de la faim et de la soif, également nouveau, arrache l'enfant à cet oubli de lui-même, et amène la cessation du sommeil ; il s'éveille, il crie. La tendresse maternelle va répondre à cet appel et lui offrir son premier présent. C'est alors qu'il va trouver de la joie à humecter sa bouche d'une liqueur douce et sucrée qu'il puisera au sein sur lequel sa tête reposait mollement ; c'est là la première jouissance que la vie lui donne au prix d'un premier besoin. Première peine éprouvée à son début, aussitôt effacée par une douce et première compensation !

L'enfant, rassasié, s'endort de nouveau; au sein de ce sentiment de bien-être que produit la satiété, il semble retourner à cette vie d'isolement qui était son état normal dans le sein maternel, et dont l'organisme n'a point encore dépouillé l'habitude; il en sortira toutes les fois que le besoin de nourriture reviendra troubler de nouveau sa quiétude.

Les premiers jours s'écoulent ainsi : à mesure qu'à plusieurs reprises il revient à satisfaire ce besoin, le sentiment obscur d'un développement de force se révèle à lui, il en distingue le but et le résultat. Les mouvements de la langue et des lèvres indiquent qu'il rêve le sein, il crie pour le demander; le sommeil si prolongé devient plus court; les organes des sens, éveillés à leur tour, supportent mieux le conflit des choses extérieures, et si l'observateur est attentif, il va assister au développement de la vie morale de l'enfant.

Dans les premières semaines, le sommeil dominera; il est coupé par des heures ou des demi-heures de réveil : ce n'est pas avant le sixième mois que l'enfant pourra rester éveillé huit heures à des intervalles divers, et jusque-là il en consacrera toujours plus de seize à dormir; il n'existe encore nulle harmonie entre le repos de la nature et le sien; son long sommeil et les instants de réveil enjambent sur la succession des jours et des nuits; ce désordre, par comparaison avec les habitudes de l'âge adulte, met à l'épreuve le dévoûment des nourrices et des mères trop faibles pour lutter avec la fatigue du nourrissage.

Actes instinctifs. — Digestion première.

L'enfant tette d'abord tout ce qu'on lui met dans la bouche; l'instinct de la nutrition agit, et même plus d'une fois le chirurgien a pu sentir à son doigt la succion de la bouche d'un enfant qui était encore dans le sein de sa mère.

La bouche d'un nouveau-né n'est pas, comme celle de l'adulte, une première cavité où l'aliment doit recevoir une première préparation. La forme des mâchoires ne permet aucun effort de mastication; les gencives sont dépourvues de dents; les glandes salivaires, grêles et peu développées pendant les deux premiers mois au moins, ne donnent pas de salive qui puisse imprimer aux substances un premier degré d'altération. La bouche de l'enfant n'est donc qu'un organe de succion et de passage, qualité qu'elle doit à des lèvres plus longues, propres à saisir le mamelon, et à l'étroitesse et à la brièveté de la voûte palatine.

Différente dans sa structure et dans sa fonction, la bouche de l'enfant réclame donc une autre nature d'aliment que la bouche de l'adulte, et c'est la mère qui va le fournir; c'est elle dont le sein produit un liquide nourricier facile à assimiler, et qui n'a besoin d'aucune préparation préliminaire.

Ces considérations montrent assez l'erreur de ceux qui prétendent, par une nourriture artificielle, remplacer l'allaitement; c'est là une infraction évidente à cette loi d'harmonie qui règne entre les deux êtres, la mère et l'enfant, et à laquelle ce dernier ne peut être soustrait sans inconvénient. Cette loi régit rigoureusement les premiers temps qui suivent la naissance; mais l'enfant arrivera bientôt à désirer d'autres aliments que le lait de sa mère, qui ne lui suffit pas toujours. C'est vers le troisième mois que ce besoin se fait sentir. Il lui faut des substances molles, pultacées, farineuses, parce que le sens du goût, qui se développe, exige déjà une variété dans les choses ; et les forces digestives s'accroissant peu à peu, sont alors capables d'élaborer des substances plus solides.

L'estomac se développe, la bile coule en plus grande abondance ; l'intestin grêle, qui n'était dans l'embryon qu'un organe sécrétoire, devient un véritable organe d'ingestion ; le gros intestin, qui le suit, se développe, se prononce davantage, et se montre conforme à sa destination, qui est de recevoir les résidus de la digestion.

Le mouvement péristaltique qui précipite la marche des substances alimentaires est encore longtemps insuffisant ; aussi le lait regorge et revient par le vomissement, sans que l'enfant en soit incommodé. On observe ce phénomène chez les enfants, surtout chez ceux qui ont une nourrice abondante, et on ne voit pas que cette régurgitation de lait leur nuise en aucune manière. En contact avec le suc gastrique, le lait tourne à l'aigre, il se caille promptement ; l'enfant vomit la matière caséeuse seule, et le sérum est absorbé ; ce qui explique pourquoi ce sont toujours des caillots qui sont rejetés, et pourquoi aussi la nutrition s'opère malgré la fréquence de cette réjection.

La bile, en s'unissant au caillot, le change en chile, mais elle n'est pas assez alcaline encore pour en maîtriser l'acidification ; aussi les vents et les matières jaunâtres qui sont rendus par les selles exhalent une odeur non point putride, mais de lait aigre. L'enfant prenant plus de lait qu'il n'en peut digérer, les selles contiennent souvent encore du caséum non décomposé ; mais s'il y a maladie, si la bile est abondante, alors les excréments sont verts, d'une odeur fétide ; les coliques, les vomissements, la diarrhée, les aphthes, les ulcérations à la peau, tourmentent les enfants et jettent l'inquiétude dans le cœur des mères.

En lisant ce passage avec attention, les mères apprendront à prévenir ces troubles de l'intestin, à éviter les écarts de régime et leurs résultats à l'égard des digestions.

L'exonération du ventre est fréquente chez les enfants ; la première selle d'un nouveau-né est noire, elle sort en général peu de temps après la naissance et quand la respiration est bien établie, quand il s'est formé assez de sang artériel pour éveiller l'irritabilité du rectum.

Cette première selle est une matière brune foncée, verdâtre, mêlée plus tard avec du colostrum ; elle se répète trois ou quatre fois par jour, et beaucoup moins à mesure que l'enfant avance en âge. Les selles ne contiennent d'abord que les résidus de la digestion du lait, elles sont molles ou liquides, suivant que le lait est abondant en matière caséeuse ou en sérum ; elles deviennent plus fermes quand on joint au lait d'autres substances alimentaires.

Peu à peu le tube digestif acquiert sa condition définitive, c'est-à-dire que la bouche se garnira de dents, l'intestin colon s'élargira et se disposera à devenir le réservoir de substances plus consistantes ; les glandes salivaires viennent en aide aussi à la digestion stomacale, et à l'époque du sevrage l'ensemble des digestions de l'enfant diffèrera peu de celles de l'adulte.

Peau. — Ictère des nouveau-nés.

La peau d'un nouveau-né est humide et couverte d'une matière caséeuse, grasse, qui la défendait contre l'impression des eaux de l'amnios. Un premier bain ne suffit pas pour en débarrasser l'enfant ; elle conserve à l'air longtemps encore l'habitude de sécréter ce fluide lubrifiant; de là l'odeur particulière qui appartient à l'enfant à la mamelle. L'épiderme, accoutumé au liquide amniotique, et maintenant en contact avec l'air, se dessèche et tombe par écailles, entraînant avec lui les débris de ce vernis caséeux encore adhérant à la peau. Les mères ont toutes remarqué cette espèce de desquamation, véritable mue qui s'accomplit dans un espace de temps indéterminé, et qui explique comment la peau, dans la première enfance, est soumise à diverses affections : elle s'excorie dans les endroits où elle est plissée, en raison de la faiblesse du nouvel épiderme. La miliaire, l'érysipèle, le pemphigus, et, dans le second semestre, les croûtes de lait, si la nutrition est abondante, sont ses affections habituelles.

Au moment de la naissance, la peau de l'enfant est d'un rouge clair ; ce n'est qu'après quelques jours qu'il acquiert la teinte blanche qui appartient à sa race. Souvent les premiers jours sont suivis de jaunisse, c'est l'ictère des nouveau-nés. Nous l'avons attribué à l'absorption du méconium par les veines mésaraïques, entraîné, au moment de la naissance, dans la sphère d'attraction du foie, et passant de là dans le sang.

D'autres physiologistes ont pensé qu'au moment où s'établit la respiration, le sang avait acquis une tendance à se débarrasser de son carbone, par la peau aussi bien que par le foie, et qu'en attendant que la respiration et le foie lui-même y suffisent, la matière grasse et carbonisée du sang s'échappait aussi par cette voie. Une fois épuré convenablement, le sang laisse à la peau sa coloration normale.

Accroissement dans la première année.

Les mères suivent d'un œil attentif l'accroissement d'un enfant à la mamelle. C'est par le développement du thorax qu'on en remarque les premiers signes. La voussure et les dimensions latérales s'agrandissent par l'effort incessant de la respiration. Toutefois, comme nous l'avons dit, le larynx et la trachée-artère ne font pas des progrès égaux à ceux des poumons. De là la respiration bruyante que l'enfant conserve au delà du cinquième mois. Peut-être aussi cette étroitesse empêche-t-elle l'absorption de l'oxygène; la vie peu avancée se maintient avec une moindre quantité de ce gaz.

mais peu à peu le besoin en devient plus impérieux ; aussi l'enfant aime l'air libre, le désire; et si la respiration ne se perfectionne pas, la cyanose ne manque pas de se développer, elle tarde rarement au-delà du deuxième mois, et souvent apparaît dans la première semaine.

Dans les premiers huit mois de sa vie, l'enfant accroît sa taille d'un quart environ, c'est-à-dire qu'il présentait 46 à 54 centim. en naissant, et qu'il en offre alors 64 à 69. — Son poids augmente de 5 à 6 kilog., c'est-à-dire que, dans le même espace de temps, il s'est élevé de 3 à 9 kilog.

Le développement ne marche point toujours d'un pas égal, l'enfant semble même perdre de son poids, du moins dans les premiers jours de la vie. Mais son nouveau mode de nutrition une fois établi, le développement s'opère par des oscillations inégales, et toujours décroissantes ; de sorte qu'il se fait remarquer bien plus dans les premiers mois que dans les suivants.

Les diamètres du crâne grandissent avec rapidité, et précèdent dans cette voie le développement de la face ; celle-ci n'éprouve la même impulsion qu'au moment de la sortie des premières dents, circonstance heureuse et harmonique sans doute, faite pour éviter de troubler le développement du cerveau par celui des dents, souvent douloureux et pénible.

Les membres inférieurs se fortifient avant les bras; ils sont aussi appelés à obéir aux ordres de la volonté avant que l'enfant sache faire de ses mains un usage utile à ses propres besoins.

Imperfection des organes du mouvement.

On sait assez que le nouveau-né ne peut se tenir debout; il repose sur le dos, attitude qui décèle toute son impuissance; les genoux sont ramenés vers le ventre, les pieds tournés en dedans; les membres peuvent s'étendre et se fléchir sans rien changer à cette position; ses yeux seuls se dirigent vers sa mère, comme pour lui demander de suppléer à l'insuffisance de ses forces.

Deux choses expliquent cette faiblesse : c'est d'abord l'imperfection du système musculaire, et ensuite l'indétermination de la volonté. Les premiers mouvements sont sans but : l'enfant, en effet, se fait un jeu d'agiter ses jambes ; il porte ses mains au hasard, touchant et saisissant les corps qui l'entourent, se heurtant même la face, ce qui oblige à lui enfermer les bras pendant son sommeil, de peur que, dans ses mouvements désordonnés, il ne s'éveille lui-même. Exceptons les mouvements des muscles qui président à la respiration, et les mouvements du cœur; ceux-ci sont réguliers, mais ce n'est pas la volonté qui les règle, ils obéissent à une force plus puissante, et qui briserait la volonté de l'homme, si elle avait à lutter avec elle.

Vie morale. — Volonté.

Peu à peu cependant la force motrice libre s'éveille, et dans les actes de l'enfant, quelque intention se fait comprendre; c'est en harmoniant les mouvements de la langue, des lèvres, des muscles du larynx qui président à la formation de la voix, que l'âme manifeste sa première apparition. La voix de l'enfant semble vibrer exprès pour stimuler l'amour maternel, pour l'éveiller; c'est là un appel au cœur qui émeut les entrailles des mères; elles ont toutes remarqué que le cri de l'enfant les saisit plus que sa vue.

L'enfant crie d'abord, mais il ne pleure point; pleurer est un progrès plus avancé. Il crie seulement pour exprimer quelque douleur physique, quelque besoin matériel. Mais après le second mois, l'âme est devenue susceptible d'affliction, elle influe sur les muscles de la face, qui prend un air chagrin dans les moments de souffrance, et les glandes lacrymales sont mises au service de la sensibilité. L'enfant pleure.

La joie aussi fera sortir plus tard des sons de la poitrine. L'enfant fait d'abord entendre des sons confus, qui semblent un essai des organes vocaux; il balbutie quand il est mu par une vive satisfaction, et prélude ainsi à la parole. Insensiblement la volonté prendra possession de la voix; l'instinct de l'imitation lui fait répéter des mots faciles; enfin, incité à l'aspect des choses qui le flattent, tourmenté par le besoin de communiquer avec les autres, il crée une sorte de langage par lequel il se fait comprendre de sa mère, de sa nourrice et de ceux qui l'entourent habituellement.

Les membres de l'enfant se meuvent librement et sans cesse, nous venons de dire que c'était d'abord sans but; ils ne se rangent sous l'empire de la volonté intelligente qu'avec et à la suite des muscles de la face et de ceux qui articulent les sons. La liberté acquise hors du sein maternel, le bien-être, la joie que l'enfant en éprouve inspirent d'abord des mouvements continuels ; le mouvement de flexion de sa main est sa tendance ordinaire ; c'est pourquoi il saisit tout ce qui est à sa portée. Mais longtemps ses mouvements seront incertains et mal assurés ; lors même que le vouloir commence à les diriger, il lui faudra plus d'une tentative pour saisir les objets à sa portée ; il lui arrivera plus d'une fois de heurter son front ou ses yeux en voulant rencontrer sa bouche. Mais enfin, vers le septième mois, l'intelligence assure déjà ses efforts ; du doigt il montre à sa mère les objets qui brillent à ses yeux, il veut lui faire partager sa curiosité, il l'invite. dans son langage indécis et confus, à prendre part à son étonnement ; puis, au milieu de ces premières joies de la vie, saisi d'un sentiment de tendresse, il embrasse son cou et la presse de ses bras innocents.

Quant aux membres inférieurs, leur force et leur activité musculaires restent longtemps incomplètes. Longtemps l'enfant se traînera sur ses mains, qui remplacent des organes de locomotion lents à se perfectionner; on en conçoit la raison : non seulement il faut aux membres pelviens de la force, mais il faut que les os aient acquis assez de solidité pour soutenir l'édifice tout entier, et que les progrès de l'ossification dans les articulations de la hanche et du genou soient assez avancés. La rotule et le pied doivent se développer, les inflexions du bassin et de la colonne vertébrale ont besoin de se prononcer pour que le tronc tout entier puisse se maintenir debout et conserver son équilibre.

C'est alors seulement que l'enfant abandonne ses premiers essais de locomotion; il lève la tête et témoigne sa joie quand, avec un peu d'aide, il peut poser ses pieds sur le sol, et marcher en conservant cette attitude.

Développement des sens.

Tandis que l'enfant puise au monde les matériaux de son accroissement, il reçoit aussi, par les organes des sens, les stimulants de son développement moral; le sens de la vue, tourné vers l'espace et la lumière, le sens du toucher, borné à des limites plus étroites, se développeut à la fois, comme les pôles extrêmes de la vie sensorielle. Réunis l'un à l'auttre, ils donnent l'intuition la plus immédiate de l'existence extérieure.

L'enfant ouvre ses yeux dès qu'il a respiré, mais il ne voit point encore; il reçoit seulement l'excitation bienfaisante du jour; nul rayon de la vie morale ne s'échappe de son œil, seulement il est animé par le besoin de lumière. On peut se faire une idée de cet instinct de l'organe en examinant les yeux des enfants cataractés de naissance : on voit avec étonnement que le globe de l'œil n'est jamais en repos, il s'agite sans cesse comme s'il cherchait l'excitant que la nature lui destinait, ou comme dans une lutte incessante avec l'obstacle qui l'en sépare. Avide de lumière, l'enfant la cherche chaque fois qu'il s'éveille ; mais la longueur du sommeil le garantit de l'excitation trop vive qu'elle peut produire sur un organe encore faible et imparfait.

Le sens du toucher est flatté par la température, par le bain tiède, par les langes doux, et le linge sec dont la peau est enveloppée. Celle-ci devient sensible aux impressions irritantes, et l'enfant s'éveille quand il a sali ses langes.

D'abord l'enfant entend très-peu ; le bruit n'agit sur lui qu'en ébranlant la sensibilité générale ; il faut un bruit considérable pour le réveiller. Mais plus tard, vers la sixième semaine, les sons commenceront à l'affecter, et le murmure des douces paroles arrêtera ses pleurs; il s'endormira au bruit des chansons.

Le goût est tardif aussi, et dans les premières semaines l'enfant avale indifféremment tous les breuvages qu'on lui présente, doux ou amers : mais, dans le second mois, il distingue déjà, il accepte encore les liquides doux, tels que l'eau sucrée, l'eau de gruau, mais il montre de la répugnance pour la rhubarbe, pour les substances amères, salées, ou acides.

L'odorat s'exerce d'une manière imparfaite, à cause du peu de développement des cavités nasales. On assure cependant que, pendant la nuit, l'enfant reconnaît à l'odeur le sein de sa nourrice bien-aimée, et qu'on aurait peine à le tromper, même dans l'obscurité, s'il fallait substituer une autre femme à celle-ci.

L'enfant apprend peu à peu à explorer les mêmes objets avec tous ses sens : il veut toucher ce qu'il voit, il veut voir ce qu'il entend, il s'aperçoit que des sensations différentes naissent dans ses sens divers d'un seul et même objet; il analyse ainsi les différents traits d'une chose reconnue, et il entre sans s'en apercevoir dans le domaine de l'intelligence. Ainsi, en reposant sur le sein de sa mère, il en apprécie la chaleur, la douce résistance; de ses lèvres il en touche le mamelon dont l'aspect coloré a flatté ses yeux; la liqueur qui en découle a excité agréablement sa bouche, et l'enfant sait que c'est le même sein qui a agi sur tous ses sens à la fois.

Il en est de même des autres objets qui s'offrent successivement à cette étude insensible; mais, vivant tout en lui dans le présent, l'objet s'efface de sa pensée au moment même où il cesse d'affecter ses sens.

Premiers signes de mémoire.

Il faut que cette affection des sens soit répétée, la sensation durable, pour que l'impression en soit conservée et que l'idée commence à poindre. Alors l'enfant redemandera un objet agréable qu'on aura soustrait à sa vue, il le reconnaîtra et manifestera le plaisir que cet objet lui avait déjà fait éprouver. Ainsi, quand on lui donnera son hochet, il le prendra pour en agiter les grelots, et reproduire le son bruyant cher à sa mémoire. Si, au contraire, on agite à son oreille cette marotte de l'enfance, il se retourne, il la voit, la désigne du doigt; il fait voir que le son vient d'elle. Toutefois l'imperfection de l'œil et de l'ouïe, dans la première enfance, contribue beaucoup à borner le cercle des sensations et, par suite, des idées. La convexité de la cornée rend l'enfant myope jusqu'au quatrième mois; il ne voit pas les choses éloignées. L'oreille est imparfaite; le canal auditif osseux, l'apophyse mastoïde sont à peine développés, et la membrane tympanique, presque au niveau de la peau, ne peut recevoir les sons épars qui viennent de loin. Ce n'est donc que peu à peu qu'il associera les impressions de ces deux sens. Cette opération de l'esprit se montre comme une première preuve de mémoire. Dès lors il reconnaîtra les personnes, non seulement à la vue, mais au son de la voix, et appliquera un nom commun aux animaux de même espèce. Les erreurs mêmes auxquelles il est induit par les analogies générales, indiquent déjà une puissance de comparaison, quoiqu'imparfaite et manquant encore de netteté. Parfois, dans le sommeil, les objets qui ont agi sur les sens reviennent réveiller la pensée; les images du passé apparaissent en songe, sous la forme d'intuitions sensorielles. L'enfant rêve au sein maternel, et ses lèvres exécutent le mouvement de succion, tandis que son visage rayonne de plaisir.

D'autres fois il pousse un cri subit : il a revu en rêvant quelque objet dont l'aspect l'avait frappé de terreur; ou bien on le voit sourire à quelque sensation de plaisir inconnue. Les mères disent alors qu'un ange a embrassé l'enfant. Nous n'aimons pas, dans un âge si tendre, ces préoccupations du cerveau; souvent ce jeu mobile des muscles de la face est déterminé par une irritation des centres nerveux; le brusque réveil qui le suit montre l'action de causes morbides, et l'ange que les préjugés populaires font passer près de l'enfant est un triste messager qui annonce les maladies convulsives et le danger.

L'homme ne conservera aucun souvenir de sa première enfance; il voit les événements présents sans comprendre aucune de leurs connexions avec le monde qui puissent lui servir comme d'instrument de mnémonique, et les rappeler ensuite à sa pensée; le cerveau est trop mou, pour parler un langage figuré, pour que l'impression s'y grave d'une manière durable.

Facultés intellectuelles. — Langage. — Sociabilité.

Plus tard, l'enchaînement des faits se découvre peu à peu à l'esprit de l'enfant; c'est ainsi qu'à l'aspect du sein maternel ou du biberon, il sait que ses besoins vont être satisfaits; il cesse de crier, il manifeste de la joie. A-t-il faim, il ne veut rester qu'avec sa mère ou sa nourrice. Après lui avoir montré et nommé un objet, il suffit plus tard de le nommer pour qu'il le cherche des yeux; c'est ainsi qu'il commence à lier les qualités abstraites des choses à leurs conditions matérielles.

L'enfant, à son entrée dans la vie, n'a ressenti d'abord que des besoins matériels. En satisfaisant à ces besoins, il a éprouvé du calme, mais non de la joie. C'est là la condition de son être dans les premiers jours de l'existence; plus tard il a senti le besoin d'occuper ses sens, il a fallu un aliment à sa vie intérieure, il a puisé au dehors les matériaux de ses idées. Enfin, les sentiments moraux s'éveillent en lui avec les premières traces de sociabilité: il s'attache à quelqu'un, il n'aime pas être seul, il pleure quand on s'éloigne de son lit, et se calme quand on s'en rapproche. La voix humaine lui est agréable pardessus tout; elle fixe son attention plus que tout autre son, il semble en apprécier le rhythme et attacher un sens à la rudesse ou à la douceur de la parole; il comprend ainsi d'une manière générale les caresses ou les menaces. C'est par là qu'il s'enchaîne à la société: sa docilité native lui révèle le sens qu'il doit attacher au langage.

L'enfant distingue bientôt de l'homme en général, les traits des personnes qui le soignent, qui satisfont à ses besoins, à ses désirs naissants, et celles qui l'endorment en murmurant de doux sons à son oreille; l'habitude l'enchaîne à elles, il en attend ses jouissances toujours renaissantes. La gouvernante, la nourrice, la mère, sont les objets de sa tendresse; mais sa mère surtout, voilà celle qu'il aime pardessus tout, soit qu'elle l'allaite, soit qu'elle lui prodigue d'autres soins.

Cet amour ne prend pas sa source dans l'habitude ou le besoin grossier: la preuve, c'est qu'il revêt dans la suite du temps un caractère distinct qui annonce que la cause en est plus profonde. L'amour d'une mère donné comme condition du développement de l'enfant, et la tendresse d'un enfant, autre force intérieure de la vie, allant au devant de l'amour maternel, c'est là une des mystérieuses harmonies du monde; c'est un rayon de l'âme qui échappe à travers son enveloppe matérielle, et révèle son essence immortelle.

Sympathie. — Instinct d'imitation. — Docilité.

A cet instinct d'affection se joint un vague sentiment de sympathie qui convie l'enfant à prendre part aux joies ou aux souffrances d'autrui. L'enfant rit aux éclats avec sa bonne; il pleure si l'on fait semblant de la battre, ou si elle feint de pleurer quand elle a été battue par lui.

Le sentiment de la propriété est aussi un des premiers qu'on voit poindre à l'horizon de son intelligence; il crie, il s'agite s'il voit sa nourrice donner le sein à un enfant étranger; il pousse des cris forcenés si on lui ravit ses joujoux.

Après avoir éprouvé ces premiers sentiments, l'enfant veut agir, et d'abord ses actions sont sans but évident: il saisit et déplace ce qui est à sa portée, il frappe et fait du bruit, il semble ne chercher qu'à se sentir lui-même; après quoi la puissance de l'imitation le saisit, et il calque ses mouvements sur ceux qu'il voit faire.

La violence et l'impatience sont le caractère dominant des instincts dans les premiers mois de l'enfant. Tant qu'il ignore ce qui lui manque il est saisi d'un sentiment de peine auquel il s'abandonne sans retenue; mais enfin sa violence s'apaise. Il éprouve par l'expérience qu'après avoir crié on vient à son secours, après une certaine attente; il se soumet à cette loi, et saisit un vague pressentiment des bornes du temps.

Plus tard il connaît aussi la distance et l'espace, et cesse de s'agiter pour saisir des corps hors de sa portée.

L'enfant s'avance ainsi pas à pas dans l'ordre moral; habile de bonne heure à faire comprendre ses désirs, il reconnaît qu'on s'empresse de les satisfaire, et comprend la puissance de sa volonté. Cependant il n'est pas toujours obéi: tantôt il faut attendre l'exécution lente et ralentie à dessein d'un désir trop impatient, ou bien on lui refuse ce qui lui est inutile, ou il demande ce qu'on ne peut lui donner; alors ses cris sont impuissants, ses pleurs sont dédaignés:

il comprend la force de la nécessité, et se soumet de lui-même à l'ordre.

Il faut mettre de l'art à le satisfaire, et de l'art aussi à lui refuser; on dompte ainsi les désirs impérieux, l'opiniâtreté fougueuse ; l'enfant apprend le pouvoir de se restreindre lui-même, et le chagrin né d'un désir qui n'a pu être exaucé, s'éteint insensiblement. C'est pour l'enfant une salutaire expérience dont le premier fruit est de hâter son développement.

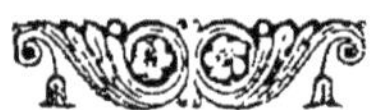

CHAPITRE II.

LE NOUVEAU-NÉ.

Instant de la naissance. — Premiers soins.

L'enfant, dans le sein maternel, n'empruntait rien aux ressources créées par l'intelligence humaine ; il était là à l'abri de toute injure, protégé contre les choses extérieures, contre les variations de la température et à la source même des matériaux de sa nutrition et de son accroissement.

Mais enfin cette vie latente et mystérieuse a fini au jour même de la naissance ; après avoir triomphé des étreintes du part, l'enfant naît : le cordon ombilical, qui le mettait en communication avec sa mère, est coupé ; il va vivre de sa propre vie : la nature a abdiqué son pouvoir absolu.

Nous le répétons, faible, en proie à mille besoins qu'il est incapable de satisfaire, que ferait-il de cette indépendance, si la prévoyance maternelle n'eût préparé tout ce que réclament sa nudité et son impuissance.

D'abord, qu'on le mette en contact avec l'air pur, c'est là son plus pressant besoin.

Nous prescrivons de porter l'enfant qui vient de naître loin du lit de sa mère, hors de la chambre même, si celle-ci est petite, si elle est encombrée de personnes dont le service était nécessaire, mais dont la présence a échauffé et altéré l'atmosphère.

Les poumons de l'enfant ont besoin, pour fonctionner, d'être stimulés par un air vif et dégagé de toutes les particules odorantes, de tous les miasmes qui le vicient, surtout dans la chambre d'une nouvelle accouchée.

Il faut l'éloigner aussi, et cette recommandation est utile dans la saison froide, des poêles ardents qu'on trouve dans de pauvres habitations; l'air est raréfié près de ces puissants calorifères, et l'enfant, pâle et décoloré, y périrait, asphyxié par défaut de respiration. Il est mieux près du feu clair d'un foyer; là du moins sa peau est stimulée par la chaleur rayonnante de la flamme, et le courant d'air qui y est établi prépare à la respiration du nouveau-né une excitation salutaire.

Il ne faut pas oublier que la respiration encore incomplète du nouveau-né, est l'agent producteur de la chaleur vitale ; il y aurait donc danger à placer l'enfant qui vient de naître dans une chambre froide, au temps surtout de la mauvaise saison. Le désir de ménager une mère fatiguée du travail d'une couche laborieuse, et d'épargner à son repos le bruit des premiers vagissements, a pu inspirer quelquefois cette détermination imprudente.

Sous l'influence de l'air froid respiré, la chaleur vitale s'abaisse de quelques degrés, et dès-lors rien ne peut en arrêter la décroissance qui ne doit finir qu'avec la vie. C'est en vain que l'enfant est enveloppé de linges chauds, plongé dans le bain tiède, excité par la chaleur animale des peaux de lapins dont on l'environne : semblable à une lampe qui manque d'aliment il est destiné à s'éteindre ; le mécanisme de la respiration s'accomplit encore mais cesse de réparer la déperdition constante de la chaleur.

L'établissement de la première respiration est, le plus souvent, facile. Quand il en est autrement, ce n'est pas le cas ordinaire, c'est le résultat d'une parturition trop longue ou d'un état de faiblesse radicale inhérente au nouveau-né, ou bien encore l'obstacle vient d'une quantité trop grande de mucosités dans la trachée-artère et à l'entrée du larynx. C'est à l'homme de l'art à conjurer les effets de semblables causes ; la science lui en donne les moyens, et dans cet écrit, destiné aux mères de famille, nous n'avons pas à les expliquer tous. Les plus simples peuvent être exercés même par les personnes étrangères à l'art de guérir. Souvent, en effet, il ne s'agit que d'insuffler de l'air dans la bouche de l'enfant, de lui frotter le corps avec quelque liqueur spiritueuse, ou les pieds avec une brosse ; de le ranimer par la vive chaleur des linges chauds, de la flamme, des bains très-chauds ; d'exciter les narines en les titillant avec la barbe d'une plume, ou enfin en lui appliquant quelques coups secs avec les doigts sur les parties les plus charnues. Mais, d'ordinaire, l'enfant respire et crie au moment même où il vient de naître, et pour soutenir le rhythme encore inégal de cette grande fonction, il suffit de prendre à l'égard de l'enfant les soins que nous venons de prescrire.

Premiers soins à donner au nouveau-né.

On évite de lui couvrir le visage avec les langes en désordre dont il est entouré, et qui pourraient, en se collant à sa face, comme nous l'avons vu une fois (1), le priver d'air et l'exposer à périr.

Dès que le souffle respiratoire est bien établi, il faut débarrasser l'enfant de la matière grasse, caséeuse qui le recouvre presque en entier : cette matière, fruit de la sécrétion de la peau, était là pour défendre celle-ci de l'impression des eaux de l'amnios, au milieu desquelles l'enfant vivait dans le sein maternel ; aussi cette matière, qui ne se laisse point dissoudre dans l'eau, a-t-elle besoin d'être délayée et comme étendue et liquéfiée dans l'huile tiède pour abandonner la peau de l'enfant. On doit donc prendre de l'huile avec les doigts et, partout où il est nécessaire, faire de douces onctions. Après cela seulement une onde tiède sert à délivrer la peau de toutes ces matières grasses qui ranciraient au contact de l'air et y développeraient des boutons prurigineux.

(1) *Traité des maladies de l'enfance*, par l'auteur, p. 109.

On s'assure ensuite que le cordon ombilical est bien lié ; s'il a été coupé assez long, on l'enferme, replié sur lui-même, dans une compresse de linge fin ; on augmente ainsi l'obstacle à un écoulement possible de sang artériel. Souvent, en effet, le fil qui serre le cordon ombilical en coupe la première enveloppe, où la lymphe qui s'échappe de la section, diminuant le volume du cordon, le fil cesse de l'étreindre, et le faisceau des vaisseaux sanguins, qui en occupe le centre, redevient libre et permet au sang de s'échapper. On ne doit donc jamais quitter un enfant nouveau-né sans éveiller l'attention sur la possibilité d'un tel accident, et sans recommander qu'on le visite souvent dans les premières heures de la naissance : cette précaution est urgente surtout si on ne l'entend pas respirer ou crier, si on trouve son visage et ses lèvres pâles. Dans le cas d'hémorrhagie, entr'ouvrir ses langes, resserrer l'étreinte du fil qui embrasse le cordon, c'est là tout ce qu'il y a à faire.

Le cordon, enveloppé comme nous le disions tout-à-l'heure, est maintenu par une petite bande circulaire qui fait le tour de l'abdomen et qui protège l'ombilic contre les premiers efforts de la respiration, contre les cris fréquents du premier âge. On prévient ainsi la hernie ombilicale, si prompte à se former dans les premières semaines.

On doit comprendre qu'indépendamment des dispositions qui tiennent à la structure de l'enfance, et qu'il n'est pas utile d'expliquer dans cet ouvrage, les efforts, à cet âge, manquent de mesure ; l'enfant qui crie n'est pas retenu par la crainte de se nuire ; il faut donc, au moyen de cette légère compression, venir à son aide, le prémunir contre lui-même, et, de toutes les constrictions du maillot, bannies depuis longtemps, conserver celle-là seule dont l'utilité ne peut être contestée.

Ces précautions prises, on doit revêtir le nouveau-né de ses drapeaux et de ses langes. C'est d'abord une petite chemise à manches courtes, fendue en arrière et lâchement serrée autour du cou, qui fait la première pièce de son ajustement.

Les drapeaux sont en toile fine déjà usée, pour être plus douce, et les langes en coton, en futaine, en molleton ou flanelle, suivant les saisons. L'enfant en est enveloppé tout entier jusqu'aux épaules, ses bras y sont enfermés au moins les premiers jours; plus tard on les laissera en liberté, recouverts d'un petit corset à manches, et les langes n'envelopperont plus la poitrine de l'enfant qu'à la hauteur des aisselles. On aura soin de les arrêter avec des cordons; il faut, autant que possible, éviter d'employer les épingles dans cette toilette.

On aura soin que rien ne soit trop serré, et que les mouvements de la poitrine soient libres, que la respiration n'éprouve aucune gêne, et on déposera ainsi l'enfant dans son berceau. Il ne faut pas oublier que si la poitrine était gênée, la respiration pourrait être suspendue, et l'effort de l'enfant impuissant contre la constriction. Au premier moment la lutte peut encore se soutenir, mais peu à peu la face se colore, le cerveau s'engorge; dès-lors le défaut d'influx nerveux produit l'immobilité des muscles intercostaux, et la respiration s'éteint.

Après toute précaution, on le couchera sur le côté, pour que les mucosités qui s'échappent des narines puissent s'écouler et laisser libre accès à l'air de la respiration. On placera le berceau en un lieu sûr, à l'abri des courants d'air, et garanti par ses rideaux, non de l'air dont l'enfant a besoin, mais de la lumière qui le tiendrait éveillé.

La chaleur vitale étant liée intimement à la respiration, et celle-ci, chez le nouveau-né, étant encore imparfaite, on doit veiller à ce que sa couche soit molle et chaude : il est même de règle, quand les enfants sont faibles, de placer près d'eux des vases de grès ou de verre remplis d'eau chaude, qui leur communiquent la chaleur dont ils pourraient manquer. On comprend que dans les saisons rigoureuses ces précautions deviennent plus importantes. C'est là, dans cette couche molle et tiède, que l'enfant retrouve quelque chose de la douce température qu'il éprouvait dans le sein maternel; il s'endort et retourne ainsi à une condition voisine de la vie intra-utérine qu'il vient de quitter. Il ne s'éveillera que par le sentiment de la faim.

Ce réveil est annoncé par quelques vagissements; on se hâte alors de prendre l'enfant, de le débarrasser de ses langes; on s'assure s'il a rendu le méconium. C'est la première selle, composée d'une matière noirâtre provenant du foie et des intestins. Les mouvements du diaphragme que la respiration exige, l'action des parois du ventre, la contractilité des fibres musculaires des intestins, que le sang artériel vient d'exciter, voilà les mobiles de cette première évacuation alvine; ils suffisent d'ordinaire, et l'emploi si commun des sirops purgatifs ne doit être prescrit que sur des motifs dont la médecine seule se fait juge.

L'émission des urines a lieu ordinairement aussi dans les premières heures, et souvent dès que la respiration s'est établie.

On change alors avec soin les drapeaux de l'enfant, et dès qu'on l'a mis à l'abri du contact des matières dont il s'était sali, on le présente au sein où il doit puiser sa première nourriture.

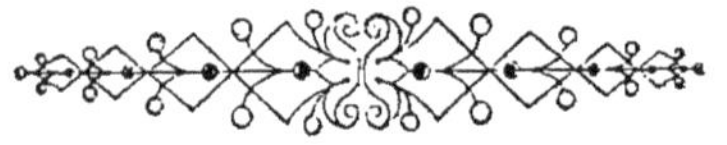

CHAPITRE III.

L'ALLAITEMENT MATERNEL.

Il est aisé d'étaler de belles maximes dans des livres, et comme tant d'autres, je pourrais célébrer les avantages de l'allaitement maternel ; mais ce soin m'a toujours paru superflu. La Providence a mis dans le cœur d'une mère je ne sais quel instinct d'amour et de tendresse qui l'entraîne bien mieux que nos discours ; ses entrailles s'émeuvent aux premiers mouvements d'un enfant qui doit naître, son sein se remplit d'avance du lait qui doit le nourrir, et ses vœux ainsi que ses plaisirs s'accordent avec ses devoirs.

Que d'autres, jaloux d'une renommée futile, gourmandent les mères au nom de la philanthropie, et s'inscrivent parmi les défenseurs de la débile enfance, à quoi servirait leur persuasive éloquence, si le cœur des mères était froid ? Rousseau lui-même, malgré son génie, ne se serait pas fait obéir, si ses préceptes n'eussent été écrits dans le code de la nature avant de l'avoir été dans ses livres. Pour moi qui ai passé bien des heures près des femmes qui allaient être mères, dévoué à les secourir dans leurs inévitables douleurs, je n'en ai trouvé aucune qui fût indifférente au sort de son enfant : aucune, si toutefois je ne me suis abusé, ne s'est affranchie du soin de le nourrir et de l'élever elle-même, par insouciance, ou pour se livrer en liberté aux plaisirs qui séduisent sa jeunesse. Les femmes de la plus haute condition, auxquelles la philosophie moderne a surtout adressé ses reproches, sont celles parmi lesquelles on trouve le plus de mères dévouées ; les femmes d'une classe moins élevée, qu'elle leur offrait pour modèles, ne sont point sans doute étrangères aux mêmes sentiments ; mais la nécessité de leur position les détourne en dépit de leur cœur d'un devoir qu'il leur serait doux de remplir. Une de ces mères peut être forcée de travailler et partager avec son époux le soin d'élever et de nourrir une famille qui compte plusieurs enfants en bas âge ; ces enfants réclament des soins à toutes les heures, il faut préparer des aliments, il faut entretenir dans le ménage l'ordre qui produit l'aisance, et la propreté, mère de la santé. Si, à ces fatigants détails, elle joint encore ceux du nourrissage, elle succombera à la peine, et ne pourra donner à son fils le lait qui doit le rendre robuste et capable de supporter le travail auquel tout homme est condamné. Les femmes que la fortune a traitées plus favorablement, ont des domestiques pour alléger le fardeau du gouvernement de leur maison ; aussi elles nourrissent toutes leurs enfants, toutes du moins entreprennent de le faire, mais toutes ne peuvent y réussir. Les premiers essais, faciles pour un grand nombre, ne sont pas cependant sans douleur ; beaucoup peuvent les vaincre, et apportent dans le combat de la tendresse maternelle contre la souffrance, l'énergie d'une volonté ferme et décidée. Vainement leur sein est déchiré par des gerçures cruelles dont les lèvres d'un enfant avide aggravent encore le supplice, leur courage n'est point intimidé : fortifiées par les soins et les précautions les plus pénibles, elles bravent les sueurs abondantes et les éruptions miliaires si dangereuses dans nos climats variables : et quand une inflammation qu'elles n'ont pu éviter, arrête dans une de leurs mamelles la sécrétion du lait, ces tendres mères suspendent à l'autre l'enfant chéri de leur amour, et achèvent en dépit de la nature et de la douleur cette œuvre que leur conseillait la tendresse maternelle. Oh! si l'orgueilleuse philosophie s'était assise un instant auprès du lit de cette jeune mère qui souffre et qui combat pour l'amour de son fils, forcée d'admirer dans ce cœur courageux ce que Dieu a fait de plus sublime, elle n'eût point mêlé ses déclamations futiles à l'œuvre de la divine sagesse, et elle eût gardé pour les enfants ses leçons sévères dont la tendresse maternelle n'avait certes pas besoin.

Cependant toutes les femmes ne pourront vaincre les obstacles qui s'opposent à l'allaitement; car les forces humaines ont des bornes, et ont été inégalement réparties. Il en est dont la santé débile ne peut offrir à un enfant qu'un nourrissage insuffisant et malheureux; celles-là même ne se résignent pas sans déplaisir à céder leurs droits à une nourrice étrangère. Témoin chaque jour de ce que je viens d'écrire, je félicite la mère heureuse qui allaite son fils; qu'elle trouve dans ce tendre soin une douce compensation aux incommodités de la grossesse, aux privations que l'état de nourrice lui impose.

Je plains celle qui souffre et ne peut satisfaire aux devoirs dont la nature lui faisait un plaisir.

Je loue celle qui, s'examinant elle-même, et reconnaissant son insuffisance, sacrifie le bonheur de nourrir son enfant, à la pensée de lui donner une nourrice plus forte qu'elle, et dont le lait plus substantiel lui assure une santé robuste en échange de la vie délicate et faible de sa mère.

Il n'est pas déraisonnable de soutenir qu'une mère, avant d'allaiter son enfant, doive se demander à elle-même si elle a reçu de la nature toutes les qualités qu'elle voudrait trouver dans une nourrice. Il lui faut non l'apparence de force extérieure et une santé robuste, mais une constitution saine, irréprochable sous le rapport des affections héréditaires qui peuvent compromettre l'enfant. Accepterait-elle le service d'une femme menacée d'une affection de poitrine? Confierait-elle son enfant à celle dont la constitution serait détériorée par les scrophules ou le rachitisme?

Elle doit, en rappelant les souvenirs de son enfance et de sa première jeunesse, pouvoir reconnaître qu'elle est elle-même d'une bonne constitution, saine, exempte de maladies et de malaises habituels. Il faut qu'elle n'ait jamais eu de dartres, de goître, ou d'autres affections strumeuses ; il faut qu'elle ne soit point sujette aux rhumes, aux affections catarrhales ; qu'elle n'ait jamais craché le sang.

Son appétit doit être bon, ses digestions faciles et exactes ; et enfin elle doit pouvoir réparer toutes ses fatigues par le sommeil et le repos.

Dans de telles conditions, la jeune mère qui demande à nourrir son enfant aurait notre entière approbation.

Rousseau a promis des couches heureuses aux femmes qui nourrissent ; ce doit être en effet le prix de cette entière obéissance aux lois de la nature, toujours instituées pour le bien par leur sublime auteur ; mais faut-il pour cela promettre aux femmes valétudinaires, que la lactation les affranchira de leurs maux ! Je ne sais si les femmes de son siècle avaient répudié leur devoir au point qu'il fallut les y ramener même par de trompeuses promesses : pour moi, je ne crois pas qu'une mère vraiment tendre, consentirait à nourrir son fils d'un lait qui charrierait les principes délétères des maladies qui l'affligent elle-même. Une mère tendre mais éclairée se jugera avec sévérité, et soustraira son fils à la fâcheuse hérédité de ses maux ; si elle est trop jeune, elle doit aussi s'interdire le nourrissage, ou du moins il faut que le développement de ses organes atteste l'énergie de la vie et la vigueur de sa santé; autrement si elle se livre aux fatigues de l'allaitement avec cet enthousiasme qui naît de son âge; si plusieurs grossesses successives viennent encore l'accabler de leur pesante importunité, vous la verrez languir, mourir peut-être, comme l'oiseau du désert qui nourrit sa jeune famille de son sang.

Mais aussi que deviendra le lait dans le sein de celle qui ne nourrit pas? Voilà l'objection que répètent sans cesse les partisans exclusifs de l'allaitement maternel. Dans leur opinion, qu'ils nous disent eux-mêmes ce que deviendrait la mère dont l'enfant meurt en naissant? Ce malheur n'est point sans exemples, car il n'est point dans l'ordre de la Providence que toutes les fleurs se convertissent en fruits. La source où l'enfant aurait puisé une seconde fois la vie se tarit dès qu'elle devient inutile; et la force secrète qui l'avait ouverte a aussi la puissance de la fermer.

Nous mettons donc de côté toute espèce de système; nous conseillons aux mères de nourrir leurs enfants quand elles réunissent toutes les conditions nécessaires pour bien s'en acquitter, nous leur conseillons de choisir une nourrice quand elles sont incapables de remplir un tel devoir. Ce premier point de notre tâche une fois accompli, il faut servir de guide à celles qui nourrissent, et nous allons leur retracer l'histoire des moindres circonstances qu'il leur importe de connaître.

L'instant où l'enfant doit prendre le sein pour la première fois est assez exactement indiqué. Dès qu'il s'éveille et qu'il se plaint, on suppose que le besoin de téter commence à naître, le moment est favorable, l'instinct déterminera l'acte. Retarder l'instant de la première allactation serait une faute ; les seins peuvent s'engorger, et dès lors leur sensibilité devient exquise, le mamelon ne se prête qu'avec douleur à la bouche de l'enfant, et le succès de l'allaitement est compromis. Il faut seulement que la mère soit assez bien reposée pour se tenir assise, appuyée, et dans une situation facile pour présenter la mamelle.

C'est le plus souvent dans les six premières heures qui suivent la naissance, que l'enfant demande le sein. Le premier lait qu'il reçoit est pour lui un purgatif doux qui le dispose à évacuer le méconium, quand il ne l'a point fait encore.

Cependant les enfants ne prennent pas tous le sein dans les premières heures de la vie, soit qu'alors ils éprouvent encore cet état voisin du sommeil, et dans lequel on les suppose dans les eaux de l'amnios, soit que, par les étreintes d'un accouchement long et pénible, ils aient subi les effets ordinaires de la compression, c'est-à-dire l'engorgement apoplectique du cerveau. On peut croire aussi qu'ils aient besoin d'une sorte d'étude pour bien saisir le mamelon et exécuter un acte pour eux tout nouveau et seulement inspiré par l'instinct. Les mères se désolent jusqu'aux larmes de ce retard qui excite leur impatience ; mais qu'elles se consolent, qu'elles sachent attendre quelques heures, un jour tout entier peut-être, leur espoir ne sera point trompé.

Cet état de stupeur peut tenir à ce qu'on n'a pas laissé saigner assez les artères ombilicales au moment de la section du cordon ; mais l'art a des moyens de réveiller les enfants de cette apparente inertie. Parfois ils refusent le sein, à cause de leur faiblesse, et ils ont besoin d'être stimulés par quelques légers excitants ; d'autres fois il faut surveiller les gardes ou les domestiques qui les gorgent de soupe pour les empêcher de crier, et jouir elles-mêmes du repos, tandis qu'une digestion pénible assoupit lourdement les enfants qu'elles abandonnent.

C'est avec la langue et le palais que l'enfant doit exercer la succion du sein; s'il tient le mamelon du bout des lèvres, il ne réussira pas. La mère doit donc le placer convenablement, le tronc reposera sur un de ses genoux, et sera maintenu en même temps par la main et l'avant-bras, la tête soutenue par l'autre main, et la bouche sur la mamelle; les lèvres appliquées sur l'aréole du sein comme les bords d'une ventouse; dans cette position, le bout du sein se placera sur le dos de la langue qui se creuse en forme de gouttière pour le recevoir et le porter contre le palais. Si l'enfant laissait échapper le mamelon et le faisait passer sous sa langue, la mère devrait lui introduire un doigt dans la bouche, et rétablir le mamelon dans la situation convenable.

Toutes les fois qu'un enfant refuse le sein, les personnes peu éclairées ne manquent pas de dire que le frein de sa langue est trop long, elles ne savent point chercher d'autre cause;

bien plus, il en est qui pensent que la section du filet est une opération nécessaire à tous les enfants ; cependant le vice de conformation qui l'exige est rare, et l'homme de l'art doit seul en juger. On peut dire pour éclairer la mère, que si l'enfant peut apporter la pointe de sa langue jusque sur ses lèvres, la section n'est pas utile ; mais si la pointe de la langue est enchaînée sur le bord des gencives, c'est le cas de faire examiner la bouche du nouveau-né.

Malgré toutes les tentatives les mieux dirigées, il arrive parfois qu'un enfant ne parvient point à téter sa mère : trois ou quatre jours s'écoulent, la fièvre de lait survient, et le globe mammaire, durci par la turgescence laiteuse, se prête moins que jamais aux essais de l'allaitement. A qui la faute? Peu importe. Ne recherchons point dans cette circonstance si le mamelon est trop court, si la jeune mère, allaitant pour la première fois, offre dans l'émission de son lait quelques difficultés qui disparaîtront plus tard : le fait est que, pour le moment, le mamelon s'efface dans le gonflement du globe mammaire, et la mamelle tout entière est en proie à un excès de vitalité, à une sensibilité plus aigüe qui s'offenserait d'être tourmentée par la bouche de l'enfant. C'est dans de tels moments qu'on voit naître les gerçures si douloureuses, les inflammations presque toujours suivies d'abcès, et avec elles les fièvres prolongées et les mauvaises suites de couches qui pouvaient sans cela être très heureuses.

Il faut donc s'arrêter, et si la mère veut réussir à nourrir son enfant, il faut qu'elle soit docile à nos avis.

Pour elle, on suspendra toute tentative d'allaitement ; on la soumettra à la diète, au repos ; on couvrira sa poitrine de mousseline, comme si elle ne devait pas nourrir, comme si on voulait faire passer son lait. Quelques jours s'écouleront, et le sein se ramollira ; il perdra cette dureté extrême et cette sensibilité aigüe dont la fièvre de lait l'avait doué ; le mamelon ressort à mesure que la mamelle elle-même s'affaisse, et, rendu ainsi à sa condition normale, le lait en sort sans peine; la rigidité des canaux galactophores disparaît et fait place à une mollesse favorable à la succion que le nouveau-né va exercer sur eux.

Pour arriver à ce point, il a fallu priver l'enfant de sa mère souvent pendant plusieurs jours, et d'autant plus longtemps que, se raidissant contre les difficultés, elle s'est décidée plus tard à cette sorte de transaction. Pour lui, sa conservation exige des précautions d'un autre ordre.

Si l'enfant est fort et que la température ne soit point rigoureuse, un nourrissage artificiel peut suffire aux besoins du moment. On lui donne à son gré de l'eau d'orge coupée avec un quart, un cinquième de lait bouilli. On prend quelque soin d'avoir un lait excellent, provenant toujours de la même vache. Pourvu que les digestions de l'enfant se fassent exactement, qu'il dorme paisible après s'être repu de cette nourriture, tout va bien, et on peut attendre que la mère soit de nouveau en état de lui donner le sein.

Il n'en serait pas de même si l'enfant était faible, si la température était froide et rigoureuse, ou si elle était extrêmement chaude; l'une et l'autre condition nuisent à l'enfant : la première en luttant contre le développement de la chaleur naturelle, véritable thermomètre de la vitalité dans les premiers jours de la vie : la seconde, en disposant les voies digestives aux vomissements, aux diarrhées.

Dans tous les cas et dans tous les temps, si l'on suppose que la mère doive souffrir longtemps avant de pouvoir allaiter, s'il s'agit d'attendre la guérison d'une gerçure profonde, d'un engorgement inflammatoire développant de la fièvre et menaçant de passer à l'état de dépôt, il ne faut pas de nourrissage artificiel, mais bien une nourrice provisoire. Cette mesure écarte toute difficulté; elle donne le temps à la mère de se rétablir complètement, et alors, quand bien même il se serait écoulé un mois et même davantage, la jeune mère, en donnant le sein à son enfant, y fera renaître la source que la douleur avait tarie, et qui reparaîtra bientôt tout aussi abondante que si les choses eussent suivi leur cours naturel.

C'est par de tels préceptes que beaucoup de jeunes mères ont évité les accidents aigus de l'allaitement et ont pu nourrir leurs enfants. Le succès est en effet attaché à ce seul point, de ne pas lutter contre l'engorgement et la fièvre. Il faut donc réussir à allaiter avant, et si cela n'a pas été possible, laisser passer la turgescence inflammatoire, et ne donner le sein qu'après.

Le précepte de donner le sein quelques

heures après l'accouchement est donc bon et conforme aux leçons de l'expérience ; mais dans le cas d'accident, c'est à la règle que nous venons de tracer qu'il faut ensuite recourir.

L'enfant qui a réussi à prendre le sein, se rassasie et s'endort ; son sommeil dure de quatre à cinq heures, la mère en profite pour se livrer au repos ; pendant ce temps le lait se reproduit, et, aux premiers cris de son enfant, elle retrouve dans son sein un nouvel aliment ; telle est l'heureuse harmonie que la nature établit entre ces deux êtres. L'intervalle entre chaque allactation est d'abord de trois à quatre heures environ ; de sorte que la mère donne le sein à son enfant environ huit fois dans la période d'un jour. Elle doit distribuer son temps de manière a allaiter six fois dans la journée et deux fois dans la nuit.

Nous ne permettons pas aux mères qui veulent nourrir de supprimer l'allaitement pendant la nuit ; elles ne doivent alléguer ni la douce habitude d'un sommeil paisible, ni les obligations auxquelles le monde engage et la fatigue qui les suit. Le soin du nourrissage n'admet aucun partage : personne ne peut servir deux maîtres à la fois.

Jusqu'au troisième mois l'enfant a besoin de téter plusieurs fois dans la nuit, et jusque-là il faut, s'il est possible, que la mamelle lui suffise. Après ce terme seulement, la force des organes digestifs lui permettra d'accepter une autre nourriture. Toutefois, en donnant le sein deux fois dans la nuit cela doit être assez; et en mettant un intervalle de cinq heures entre les deux allactations, la mère peut jouir d'un sommeil assez long pour être réparateur. L'enfant lui-même se prend à dormir par une sorte d'habitude, et le sommeil ne lui est pas moins profitable qu'à la mère elle-même.

L'enfant prend de deux à quatre onces de lait chaque fois, en tout une livre et demie, quelquefois plus, de cette substance presque toute nutritive. La mère qui ferait téter l'enfant plus fréquemment s'exposerait au double danger d'épuiser ses forces et de ne donner à l'enfant qu'un lait trop séreux et peu nutritif. Pour parvenir à son état de perfection, le lait a besoin de séjourner longtemps dans la mamelle; autrement il ressemble à du petit lait, et la mère qui pour apaiser son nourrisson ne sait que lui offrir le sein, ressemble au prodigue qui dissipe ses richesses et prépare sa ruine, lorsqu'une sage économie l'aurait fait prospérer.

L'enfant qui tette trop souvent digère mal un lait mal préparé ; il languit donc au sein d'une mère qu'il épuise ; et cependant, livré à cette habitude, il se fait un jeu cruel d'user sa patience et sa peine. Sans téter il reste suspendu à la mamelle qu'il imprègne de sa salive et qu'il dispose aux gerçures ; et quand on l'enlève à cette occupation inutile, il la redemande par des cris auxquels les mères ne résistent pas.

Jeunes mères, armez-vous de courage pour vous soustraire à cette tyrannie, elle serait fatale à l'enfant autant qu'à vous-mêmes ; réglez votre nourrisson, il se soumettra sans peine à l'empire de l'habitude, et vous jouirez des heures de repos nécessaires à votre santé et à l'accomplissement de votre entreprise.

Dans les premiers temps de l'allaitement, une mère doit s'environner de précautions sans nombre. C'est une erreur de croire que celles qui nourrissent soient rendues plus tôt aux habitudes ordinaires de la vie que les autres. La succion exercée sur le sein développe une telle irritation, que les pertes ordinaires aux suites de couche en sont souvent plus longues et quelquefois très abondantes. Dans cet état, il convient donc que les femmes gardent plus longtemps le lit, et que plus tard elles se tiennent, sur le lit de repos, les jambes étendues, jusqu'à ce qu'elles n'aient plus rien à craindre de la réaction des mamelles sur l'utérus. D'ailleurs la sécrétion du lait coûte un travail à la nature ; chaque fois que la mamelle est vide, l'effort qui la remplit se reproduit, et jusqu'à ce que cette fonction nouvelle se soit mise en harmonie avec les forces de la vie, l'organisation de la mère sera mise chaque jour à une épreuve nouvelle.

Le régime d'une mère qui allaite doit être doux ; on lui interdit les aliments épicés, la viande fumée et salée ; elle arrose chaque repas de quelques doses d'un vin généreux, pour prévenir la débilité trop fréquente des voies digestives ; puis, avant d'allaiter son enfant, elle doit attendre que deux heures soient écoulées. Le lait n'est pas suffisamment réparé tant que la digestion stomacale n'est pas complète. Elle habitera la partie la plus saine de sa maison ; on éloignera d'elle les fleurs et toutes les substances odorantes ; je voudrais qu'on pût aussi éloigner d'elle les ennuis. Je ne lui prescris pas une vie sédentaire, car la promenade en plein air, les distractions paisibles, toutes les impressions agréables, pourvu qu'elles n'aillent pas jusqu'à l'émotion, favorisent le succès de son nourrissage. Elle doit renoncer aux spectacles, aux bals, aux assemblées qui la tiendraient trop longtemps éloignée de chez elle. Je n'insiste pas sur ces préceptes, car, pour leur observance fidèle, je compte plus sur son cœur que sur ma recommandation.

En se surveillant ainsi, une mère peut espérer de nourrir son enfant : quelques obstacles cependant peuvent traverser son entreprise. Les gerçures, qu'on a évitées au début de la fièvre de lait, peuvent survenir par toute autre cause ; elles ne viennent cependant que dans les premiers temps de l'allaitement, et sont dues à la succion du mamelon et au ramollissement produit par la salive dont il est sans cesse humecté ; la douleur cuisante qu'elles font éprouver s'exaspère encore par l'application des lèvres de l'enfant. Quand la douleur se borne à l'extrémité du sein, elle est de peu d'importance ; mais semblable à la piqûre du bout du doigt, qui engorge les glandes de l'aisselle et porte loin d'elle son action irritante, la gerçure peut développer dans la mamelle des glandes et des engorgements douloureux. Dans cette circonstance on tenterait vainement le secours du mamelon artificiel, la mère doit cesser d'allaiter du côté malade, jusqu'à ce que le calme soit rétabli.

L'influence de l'air froid et humide sur le sein n'est pas moins redoutable. C'est là, le plus souvent, l'origine et la cause des dépôts laiteux, dépôts rarement solitaires; après le premier, il en vient plusieurs autres. La mère supporte alors un mal dont la douleur est aigüe, et dont la marche est lente; elle l'aggrave encore par l'inquiétude que lui cause un enfant qui profite mal à son sein, tourmentée qu'elle est par la fièvre et par la douleur. Ici il est encore de nécessité de suspendre la lactation du côté qui souffre, jusqu'à ce que la douleur ait cessé, et quelquefois pour toujours.

Le nourrissage continuel d'un seul côté peut être aussi abondant et aussi profitable; le lait, en effet, n'est pas le produit de la force isolée de chaque mamelle; chacune d'elle le puise à une source commune, et l'organisme donne à une seule ce qu'il partageait à toutes deux.

Allaiter un enfant est une entreprise grave; quand elles mesurent dès le début de la carrière une longue année de peines et de fatigues, bien des femmes s'inquiètent du succès. Beaucoup d'entre elles, même avec une apparence chétive, ont en elles une force latente qui se révèle dans cette rude épreuve ; loin d'en ressentir aucune fatigue, elles se développent, elles prennent plus d'embonpoint, plus de vigueur et de santé ; elles sont semblables à cette bonne terre que la culture rend meilleure encore. Il est difficile de deviner à priori ce résultat ; il dépend non-seulement de l'intégrité parfaite de tous les organes, et du régime de vie auquel une nourrice se soumet, mais aussi de certaine force primordiale qu'on ne peut que conjecturer.

L'abondance du lait dans les premiers temps n'est pas toujours l'indice certain d'un heureux nourrissage; il en est de même de cette perte trop continue du lait qui s'échappe du sein d'une jeune mère, lors même que l'enfant n'est pas à son sein : il y a, dans cette dernière condition surtout, un assemblage de faiblesse et d'abondance qui mène bientôt à l'épuisement ; et celle qui cède ainsi sa substance trop facilement s'achemine vers le dépérissement et la langueur.

Une mère trop jeune peut manquer de lait, une mère trop âgée peut en manquer aussi ; plusieurs jours s'écoulent souvent avant qu'on ait reconnu cette insuffisance ; mais l'enfant ne se colore point, ne se développe pas. Souvent ses lèvres pâlissent comme s'il était près de tomber en défaillance. Les ailes du nez se prononcent et prennent aussi une teinte blanche, les yeux restent fixes parfois. On tenterait peut-être sans succès de suppléer à un allaitement qui deviendrait chaque jour plus exigu ; le lait qui n'est point abondant, n'est pas non plus de bonne qualité. Mieux vaudrait cesser tout-à-fait de donner le sein, et recourir à un nourrissage artificiel; mais le parti le plus sage est de chercher une nourrice.

Des sueurs, des selles abondantes, des pertes utérines, des veilles ou des chagrins, diminuent aussi la quantité du lait et en vicient la qualité ; mais ces causes peuvent être éloignées ou corrigées, et ce ne sont point là des motifs suffisants pour renoncer à nourrir.

Un enfant faible n'excite pas toujours assez la mamelle, de là une sécrétion laiteuse incomplète. On peut alors faire téter un enfant plus fort, et peu de jours s'écoulent avant que l'enfant faible ne se soit développé ; il suffit alors aux besoins de sa mère.

La grossesse, à mon sens, est une circonstance qui exige impérieusement qu'une femme cesse d'allaiter. Quelques autorités ont prétendu que le lait n'acquérait pas de qualités fâcheuses, et était encore assez abondant pendant cet état. Eh bien soit, si l'enfant ne dépérit pas au sein d'une femme grosse, qu'elle le conserve ; mais si l'empreinte de la santé s'efface de son visage, on ne doit pas balancer un instant à lui donner un autre lait. N'oublions pas cependant que la femme grosse qui nourrit s'expose à l'avortement.

La menstruation même jette du trouble dans la sécrétion du lait, et cause à l'enfant des nausées et des coliques; cependant, comme cet état est court chez les femmes qui nourrissent, il ne les oblige pas à cesser d'allaiter, seulement elles épargnent leur lait à l'enfant pendant cet instant, et y suppléent par une autre nourriture.

La jeune mère qui a évité tant d'écueils et qui voit croître son fils, s'applaudit de son bonheur ; ne craignez point qu'elle le compromette par une négligence coupable. Tout ce qui peut la charmer est maintenant enfermé dans le cercle paisible de la vie domestique; adieu les dissipations frivoles et les bruyants plaisirs du monde; nouvelle Cornélie elle dédaigne même le soin de sa parure, et, comme cette illustre Romaine, elle montre son enfant avec orgueil, comme une autre étalerait ses bijoux. Légère, elle devient sérieuse et attentive; vive, elle devient patiente et douce; timide et craintive, elle est prête à braver les fatigues et les dangers. L'amour maternel a changé tout son être, et l'a élevée à la hauteur de ses devoirs. Tout change aussi autour d'elle, et cède à l'ascendant et au charme aimable de ses vertus. Elle devient plus chère à l'époux, qui voit croître dans ses bras l'héritier de son nom et de ses honneurs; ses domestiques la servent avec plus d'affection, les étrangers la révèrent; mais la plus douce de ses récompenses est encore l'amour de son fils.

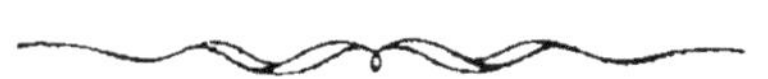

CHAPITRE IV.

LA NOURRICE.

Qualités physiques et morales.

Une jeune dame, affaiblie par une longue maladie, s'affligeait en pensant qu'il fallait livrer son enfant aux soins d'une étrangère. En proie à des insomnies opiniâtres, tourmentée par une toux sèche et par de cruelles oppressions, elle me disait que son cœur s'agitait dans sa poitrine comme dans une prison trop étroite, et que son sein épuisé n'offrait plus à son nourrisson qu'un aliment insuffisant. Cependant, prête à sacrifier sa vie même, si le lait d'une nourrice ne pouvait remplacer le sien, elle me priait de lui dicter ce qu'elle devait faire dans cette circonstance.

« Madame, lui dis-je, je vous loue d'avance d'une résignation qui doit vous coûter sans doute, mais que l'intérêt de votre enfant vous commande impérieusement. Un enfant dont la mère est faible et infirme, est comme un jeune arbre qu'il faut enlever à un terrain maigre et stérile pour le transplanter sur un sol plus heureux. Une bonne nourrice remplace efficacement une mère, je ne dis pas par la tendresse qu'elle porte à son élève, mais du moins pour la nourriture qu'elle lui donne; cependant il ne faut pas croire qu'une femme qui allaite un enfant lui demeure complètement indifférente; il existe entre les enfants et les femmes, lors même qu'ils ne sont pas du même sang, je ne sais quelle sympathie secrète qui prouve que la nature a institué celles-ci pour soigner les autres et protéger leur faiblesse; et, pourvu qu'une femme soit bien douée par la nature, qu'elle ne soit dégradée ni par le vice, ni par la misère, elle aimera l'enfant qui lui sera confié. J'ai observé moi-même les nourrices que nous réunissons à l'hospice de la Charité pour allaiter les enfants que nous consacrons à entretenir et à perpétuer le vaccin. Chacune d'elles ne conserve son nourrisson que huit jours, et au bout de ce temps elles ne s'en séparent point sans verser des larmes, ou sans donner des signes d'un véritable chagrin. Elles en reçoivent alors un autre, qui, au bout de quelques heures, a fait dans leur amour les mêmes progrès. Certes, on ne peut les accuser de feindre des sentiments qu'elles n'ont point, il n'est là personne pour payer une tendresse inutilement prodiguée à un enfant dont la mère est ignorée, et qui ne peut donner le nom de père qu'à celui qui est dans les cieux.

« C'est donc un sentiment de la nature, c'est l'instinct maternel, si j'ose ainsi m'exprimer, qui entraîne la femme, et lui fait oublier que l'enfant qu'elle nourrit n'est pas né de son sang. Aussi on peut assurer que les nourrices ne sont pas toujours des *mercenaires,* et que ce nom, que plusieurs ont mérité sans doute, en a flétri beaucoup dont les soins étaient commandés par le cœur et non par l'intérêt. »

Persuadée par ce discours, cette jeune mère voulut du moins connaître les moyens de faire un bon choix, et me prescrivit de ne pas lui déguiser les dangers qui environnent un enfant abandonné à des mains indignes de l'élever.

Reprenant alors mon discours, je lui dis : « Une nourrice doit être jeune encore, c'est-à-dire qu'il faut qu'elle ait au moins vingt ans et pas plus de trente. Avant cet âge, son propre développement est incomplet; et plus tard, elle est déjà sur son déclin. Il faut qu'elle présente les traits d'une constitution heureuse, qu'elle soit brune plutôt que blonde, d'un embonpoint médiocre, qu'elle ait de bonnes dents, l'haleine douce, ce qui prouve que la digestion est chez elle exacte et facile, que le sein soit convenablement développé, et laisse aisément échapper le lait. Assurez-vous qu'elle ait du zèle, de la patience, de la propreté surtout. Celle qui serait oisive et négligente oublierait les soins de son état; celle qui serait intempérante altérerait son lait. N'appelez pas à nourrir votre enfant la femme que de tristes passions ont tourmentée; celle, par exemple, qui vient dans votre maison pour fuir les ennuis qui l'assiégent dans la sienne. soit l'inconduite d'un mari, soit le dérangement de ses affaires; une telle femme reportera tristement sa pensée sur les maux pour lesquels elle se sacrifie peut-être vainement. Que la nourrice soit saine de cœur; si elle n'est pas d'un bon naturel, le lait ne peut être bon, même physiquement; le lait, on le sait, a sur les qualités morales de l'enfance une influence qu'on ne peut contester. Rosenstein rapporte qu'un chien allaité par une louve devint, comme sa nourrice, un animal farouche; le lait d'un animal farouche lui fit perdre les qualités heureuses qu'il tenait de sa race. Il faudrait donc vous garder de confier votre enfant à une nourrice de mauvaises mœurs, à une femme acariâtre, haineuse et vindicative.

« Dans la Grèce antique, au temps même de sa plus grande corruption, on préférait partout les nourrices lacédémoniennes à cause de la pureté de leurs mœurs, de leur respect pour les dieux et les lois de la patrie; car, pour me servir de la pensée de Plutarque lui-même, il importe, dans cet âge si tendre et propre à recevoir toutes les impressions, de former le cœur, autant que de prévenir les difformités du corps et des membres. Par ces généreuses précautions, vous assurerez la santé de votre enfant; et, quoique vous ne le nourrissiez pas vous-même, la dette de la tendresse maternelle lui sera complètement payée. Elevé sous vos yeux, il comprendra bien toutes vos sollicitudes et votre surveillance, et tout son amour sera pour vous. Cessez donc, ajoutai-je, de vous affliger; car, si d'un côté vos souffrances ne vous permettent pas d'allaiter votre enfant, ce qui est un chagrin sans doute, d'une autre part vous pouvez le faire élever sous vos yeux. C'est un avantage que bien des mères vous envient, et dont vous devez remercier la Providence autrement que par des larmes. »

Jusqu'ici tout ce que nous exigeons d'une nourrice sont des qualités dont une mère éclairée se fait juge ; mais il en est d'autres que sa tendre sollicitude ne peut apprécier : c'est au médecin à la guider.

Nous ne voulons pas que le lait d'une nourrice soit trop nouveau, même pour l'enfant qui vient de naître.

On nous objectera en vain qu'un enfant nourri par sa mère s'accommode d'une sécrétion laiteuse toute récente et encore imparfaite ; on dissertera tant qu'on voudra sur cette harmonie entre un enfant nouveau-né et le lait que la nature lui prépare, la nature aussi a ses imperfections, c'est à l'art à les corriger ; ce sont elles qui rendent l'art nécessaire.

Une nourrice arrachée à son lit, au repos nécessaire après une grossesse, et quelques jours après le labeur d'un accouchement, souffrante, encore valétudinaire, tourmentée par des pertes lochiales et des retours de fièvre, est capable de peu de soins ; elle donne un lait souvent hostile à l'estomac et aux intestins de son nourrisson, et dont la mauvaise nature se trahit par des coliques, des diarrhées. Nous choisirons de préférence une femme dont le lait a plus de deux mois; pour celle-là du moins nous jugeons de la parfaite intégrité de sa santé, sans être induit en erreur par son état puerpéral trop récent, et dont il faut tenir compte.

Nous pouvons nous assurer qu'elle ne sera point sujette à reprendre ses règles pendant qu'elle allaitera : c'est là un point important pour un bon nourrissage; enfin, la qualité et la quantité de son lait peuvent être soumises à une exacte appréciation.

Qualités du lait.

Pour s'assurer de l'abondance du lait, un premier examen n'est pas toujours suffisant; la nourrice qui se présente n'a pas donné à téter depuis la veille, soit à dessein, soit qu'elle n'ait pas apporté son enfant avec elle; son sein est donc gonflé par le lait, il est dur et rénitent, elle se plaint de son abondance; mais en sera-t-il toujours ainsi?

D'autres fois une bonne nourrice arrive fatiguée du voyage, inquiète et souvent à jeun depuis plusieurs heures, le sein épuisé par l'enfant qu'elle porte avec elle, et dont elle n'a su calmer l'inquiétude et la fatigue qu'en lui donnant sa mamelle.

Il faut être en garde contre ces accidents divers, se précautionner contre l'ignorance ou la ruse; il faut donc voir la nourrice à l'œuvre, et, si l'enfant y puise souvent une quantité de lait qui le rassasie, si la mamelle ne se vide jamais complètement, si l'on remarque enfin que la succion de l'enfant excite l'organe à une sécrétion immédiate et toujours active, on peut croire que la nourrice sera bonne.

Si, au contraire, on remarquait que l'enfant ne peut se rassasier, et qu'après avoir tété, au lieu de s'endormir, il crie, il cherche encore à calmer sa faim, on doit en conclure que la nourrice a peu de lait : l'enfant redemande le sein à chaque instant, la nourrice l'accuse de l'épuiser; mais la vérité est qu'il ne trouve pas ce qui lui est nécessaire. Il faut recourir à une autre nourriture; et, dans les premiers mois, cela n'est pas sans inconvénient.

D'ailleurs, on peut être sûr que les défauts d'une nourrice, loin de se corriger, vont toujours en augmentant, et, si elle manque de lait surtout, il ne faut pas l'accepter dans l'espoir incertain qu'un meilleur régime, une nourriture plus abondante pourront en réveiller la sécrétion languissante.

La qualité du lait est plus difficile encore à juger par avance. Les parties qui constituent le lait à l'état normal, les substances qui peuvent en altérer la pureté, sont connues; nous devons leur appréciation aux progrès de la science sur ce point et aux procédés plus parfaits qu'elle emploie pour y parvenir. Il ne s'agit donc plus d'examiner une goutte de lait sur une cuiller d'argent, afin de juger de sa consistance, ou de le soumettre à l'ébullition pour savoir si la fermentation ne s'en est pas emparée, comme du lait des animaux aigri par un long contact avec l'air; ce ne serait là qu'un simulacre d'examen qui ne peut nous éclairer.

Le lait contient une matière caséeuse, de l'eau, du sucre de lait, des sels; on y trouve tout ce qui entre dans la composition des différents organes du corps.

Sans doute le lait offre à la vue un liquide homogène dans lequel ces divers éléments sont confondus. Cependant l'œil armé du microscope y distingue une substance grasse, huileuse, nageant au milieu du liquide, sous forme de globules arrondis. C'est là la matière butireuse dont la quantité, d'après les observations du docteur Donné, détermine la nature du lait. Quand le lait est pur, on n'y distingue que ces globules nageant dans le liquide. Si ces globules sont abondants, on pense que le lait est riche et nourrissant; si, au contraire, les globules y sont rares, le lait est pauvre et contient peu de matières nutritives.

Mais le lait offre chez les divers sujets tant de différences; il est même si peu stable dans sa composition que les diverses circonstances de la vie, tant extérieures qu'intérieures, le font varier chez une même personne. Il faut donc une grande habitude de comparaison, et l'on doit à ce sujet s'en reposer sur le médecin dont l'œil doit être exercé à ce genre d'observations.

Le lait trop jeune n'a pas toujours atteint la perfection nécessaire. On sait que la sécrétion du lait commence souvent pendant la grossesse: ce premier lait est appelé *colostrum;* il ressemble à de l'eau de savon peu chargée; il s'y produit des flocons qui gagnent la surface, et au dessous desquels on aperçoit un liquide limpide semblable à du mucus. Peu de jours après l'accouchement, le lait devient blanc et acquiert ses qualités ordinaires.

Quand il en est ainsi, tout est bien: mais, chez certaines femmes, les éléments du colostrum persistent plusieurs semaines, plusieurs mois. C'est encore avec le microscope que le docteur Donné y découvre les éléments de cette altération; elle se reconnaît à la présence de nombreux corpuscules dont la forme granulée se distingue parfaitement des globules de substance butireuse: ceux-ci, dans cette circonstance, sont rares, ce qui ajoute à la détérioration du liquide.

Si le lait trop récent présente parfois cette vicieuse composition, le lait trop ancien en offre aussi de fréquents exemples; il arrive une époque où l'organisme se refuse à la sécrétion laiteuse: souvent alors les règles reparaissent, et le lait qui est reproduit est marqué des mêmes imperfections que celui d'une première sécrétion.

L'enfant qui se nourrit d'un tel lait est blessé dans l'intégrité de ses fonctions digestives. La diarrhée, les vomissements le tourmentent: toujours pâle et chétif, il se détériore de jour en jour, ou bien sa peau se couvre de croûtes laiteuses qui sont le produit d'une élaboration nutritive viciée, ou de l'élimination des sucs imparfaits, qui ne peuvent rester dans l'organisation sans danger.

La nourrice qui donne un tel lait n'est pas celle qu'il faut choisir ; il faut la changer bien vite quand on a eu la chance de la rencontrer. Il faut donc, pour éviter ce premier écueil, ne prendre ni une nourrice dont le lait soit trop jeune, ni celle dont le lait est ancien.

Nous avons dit déjà que nous ne voudrions pas choisir une nourrice dont le lait aurait moins de deux mois, nous ne voudrions pas non plus de celle qui aurait plus de dix mois de nourrissage.

En calculant que l'enfant qu'on lui confie sera nourri un an et plus, son lait, dans les derniers temps, serait de deux ans et quelquefois plus : il aurait la composition vicieuse que nous avons signalée justement dans un temps où l'âge de l'enfant, la force de composition organique qu'il a atteinte, réclament une nourriture substantielle abondante, et souffre d'une nourriture débilitante et pauvre.

Je ne sais jusqu'à quel point on doit préférer les nourrices qui ont eu plusieurs enfants à celles qui sont primipares.

En faveur des premières, on peut alléguer leur expérience dans l'éducation et les soins qu'exige un jeune enfant. On peut dire aussi que l'organisation se prête mieux chez elles à la sécrétion du lait ; que chez la femme qui en subit la première épreuve elle est toujours moins parfaite. On a aussi pour garantie l'expérience de leur passé. Mais ces considérations n'arrêteraient point cependant le choix d'une nourrice primipare chez laquelle toutes les conditions requises seraient réunies aux apparences d'une belle santé.

Le lait d'une nourrice peut avoir été bon d'abord et s'altérer plus tard : il suffit qu'elle soit prise de fièvre ou qu'une fluxion inflammatoire se développe sur la mamelle ou sur quelque autre organe.

Bientôt l'influence d'un lait vicié se fait sentir sur l'enfant ; mais, pour en découvrir les premiers symptômes, il faut toute la vigilance d'une mère. Quand l'enfant est élevé loin de ses yeux, que ne doit-il pas souffrir au sein d'une nourrice mauvaise, et le mal dont le progrès envahit ses organes digestifs sera-t-il longtemps réparable ? Je ne sais si je dois attrister votre pensée au récit des dangers qui menacent son avenir, mais vous m'avez prescrit de tout vous dire sur se sujet : accoutumée à soulager les maux d'autrui, vous n'en craignez pas le tableau, vous n'êtes point au nombre de ceux qui redoutent les émotions du cœur, comme des reproches, parce qu'ils n'y ont jamais obéi.

Dans la plupart des grandes villes il existe une espèce d'entrepôt où vont se rendre les femmes de la campagne qui veulent avoir des nourrissons ; là on rencontre des femmes épuisées par les rudes travaux des champs, leur teint est brûlé, leur aspect repoussant ; leurs mamelles flétries ne promettent à l'enfant qu'un lait mal préparé : leurs membres maigres et grossiers, la rudesse de leurs manières, ne lui font pas espérer de tendres caresses ; il y a plusieurs d'entre elles qui exercent leur métier depuis plus de vingt ans. Une mère forcée de placer son enfant en de semblables mains, peut redouter tous les malheurs. Une telle nourrice, cédant à l'appât d'un gage plus considérable, abandonne tout d'un coup un enfant pour prendre celui qui met un plus haut prix à ses soins intéressés ; une autre en prenant un nourrisson allaite encore son propre fils, et, dans sa tendresse mal éclairée, elle fait un partage où elle lèse l'enfant étranger sans pour cela satisfaire aux besoins du sien.

Parfois des maux contagieux détériorent une

constitution robuste, un lait impur fournit le germe d'une dangereuse infection, la nourrice l'a reçue elle-même d'un enfant qu'elle vient d'allaiter, elle le doit au malheur ou à sa propre faute; mais quelle qu'en soit l'origine, la plus terrible des maladies va faire une victime de plus. Une nourrice enceinte se gardera bien de déclarer son état si elle n'est point soumise à la surveillance des mères. Tant qu'elle pourra conserver un enfant, elle le gardera comme un commensal qui allège le fardeau de sa dépense; elle cessera même complètement de l'allaiter, et ne lui donnera que des aliments grossiers qui feront grossir son ventre, et réduiront ses membres à une maigreur presque squelectique. Quand les travaux de la campagne absorberont ses longues journées, elle l'abandonnera; laissé dès l'aube du jour à la garde d'un chien, son seul ami, et s'il se trouve dans la chaumière quelque vieillard débile, aveugle même, ce sera pour lui une bonne fortune; il en recevra quelques aliments pour calmer la faim qu'aiguise la longue absence d'une nourrice dénaturée; ou il sera préservé du feu ou des accidents divers auxquels l'exposent la solitude et l'abandon.

Cependant n'allumons pas contre cette femme coupable trop d'indignation! Que peut-on exiger de la pauvreté, quand l'exiguité du salaire ne lui offre nulle compensation. On ne peut demander qu'elle renonce aux travaux rustiques, on ne peut lui prescrire ni lui dicter des soins qu'elle ignore et dont elle est incapable. Il faut donc se résoudre à courir la chance d'un nourrissage fatal à la population. Je dis fatal, car la mortalité est grande chez les enfants nourris dans des circonstances aussi malheureuses, et beaucoup de ceux qui survivent, rapportent au sein de leur famille une santé déplorable et de tristes infirmités. Il faut ajouter encore qu'une substitution frauduleuse peut mettre dans les bras d'une mère un enfant qui n'est pas le sien; car beaucoup d'artisans peu aisés ne peuvent placer leurs enfants qu'à des distances très-éloignées; là les prix sont moins élevés, mais la surveillance est impossible. Il faut le dire, les enfants abandonnés à la *Charité* n'ont pas à courir des chances aussi fâcheuses, et je n'hésite pas à vous en tracer l'histoire, parce qu'elle peut être utile à ceux qui auront le pouvoir et la volonté d'améliorer le sort des enfants nourris loin de leurs parents; et puisque c'est là le lot des deux tiers de ceux qui naissent au sein des grandes villes, il serait raisonnable de souhaiter que des lois tutélaires veillassent à la conservation de leur vie et de leur santé, comme il en est pour veiller à la conservation de leurs biens, quand ils sont mineurs et orphelins.

Les enfants que nous recevons à l'hospice de la Charité appartiennent à trois classes diverses : les uns naissent dans la maison même, des filles qui y trouvent asile pendant les derniers temps de leur grossesse et pendant celui de leurs couches ; les autres sont exposés au tour pendant la nuit, et portent avec eux un nom qui servira à les réclamer quand une plus heureuse fortune, un changement de condition ou des sentiments religieux ramèneront leurs parents à des devoirs méconnus ou méprisés trop longtemps..

Enfin d'autres enfants, orphelins par la mort ou l'abandon des auteurs de leurs jours, sont recueillis sur une place publique, dans une église ou dans le réduit obscur où leurs parents les ont laissés comme un bagage embarrassant. Tous ces enfants sont admis dans l'hospice sans aucune formalité, et placés dans une salle à laquelle on donne le nom de *crêche*, en mémoire d'une naissance révérée, à laquelle le monde doit son salut. Là, ils trouvent des sujets doux et dociles; douze jeunes filles abandonnées comme eux dès les premiers jours de la vie : ce sont les aînées de cette grande famille qui accueillent ces nouveaux enfants, et les portent au sein de la Charité, leur mère commune. On les débarrasse alors des langes souillés dont la misère les avait enveloppés.

Un bain tiède purifie et réchauffe leurs membres; dans cet instant, par un examen attentif, je sépare ceux qui sont infirmes ou malades, ceux qui sont atteints d'affections contagieuses d'avec les enfants sains et robustes; et tandis que les premiers reçoivent les secours empressés de l'art de guérir, les autres passent entre les mains des femmes de campagne qui doivent les allaiter. Ils quittent alors l'hospice; mais la sollicitude de la Charité, leur mère adoptive, les suit jusque dans les hameaux les plus reculés.

Des frères voyageurs (1) parcourent tous les

(1) Les membres de l'assistance publique ont changé cette organisation, en établissant, dans diverses localités, des inspecteurs *toujours présents*, qui veillent sur les enfants et choisissent les nourrices auxquelles on peut les confier.

lieux qu'ils habitent, et font une inspection sévère de leur état physique et moral. Ils tiennent note de ceux qui sont bien soignés, de ceux qui le sont mal, de ceux qui ont des lits particuliers ou qui sont confondus avec les autres enfants de la nourrice. Ils remédient au mal qu'ils rencontrent, ou changent la situation des enfants s'il le faut. Les malades et les infirmes sont désignés, afin que les secours soient dirigés sur eux, ou afin de les faire rentrer à la maison, quand leur santé exige des soins plus graves et plus suivis.

Nos frères voyageurs signalent avec intelligence les communes et les villages où les enfants sont le mieux placés sous le rapport de la situation topographique, et sous celui des mœurs des habitants. Ils remarquent encore quels sont les classes et les individus chez lesquels les enfants sont le mieux traités. Cette enquête est souvent difficile; mais elle est loin d'être indifférente; il importe surtout de connaître les nourrices dont le naturel ingrat et stérile n'a pas trouvé d'amour pour le pauvre enfant qu'elle allaite. C'est souvent chez elle qu'on a trouvé les enfants notés comme vicieux: je crois que cette sorte de désaffection a aigri leur caractère et tourné contre la société l'instinct de vengeance qu'elle éveille en eux.

En parcourant ainsi plusieurs provinces où les enfants de la Charité sont dispersés, les frères chargés de cette visite importante, s'adressent aux curés, aux maires, aux gens de bien, et mettent le malheur sous la protection de la religion, du pouvoir et de la vertu. L'intérêt lui-même, auxiliaire méprisable mais puissant, est appelé à assurer le succès de cette œuvre. Aussi on a augmenté le faible gage des nourrices; on leur accorde des récompenses pécuniaires, des primes d'encouragement, quand leurs soins les ont mérités.

C'est au dévouement d'une administration célèbre par ses lumières autant que par sa bienfaisance, que l'humanité est redevable de tout le bien qu'on fait ici en son nom. Une surveillance si tendre, des soins si multipliés, un ensemble de moyens heureusement combinés pour soulager tant d'infortunes avec un peu d'or sont offerts en exemple aux autres pays de l'Europe. Si ma voix pouvait avoir quelque retentissement, je publierais les noms et les efforts de tant d'administrateurs qui ont consacré leurs pensées et leur existence à veiller sur des malheureux qui n'ont rien sur la terre que la pitié des hommes. Mais je m'arrête, j'en ai dit assez sur les enfants abandonnés, pour faire souhaiter que ceux des pauvres artisans de nos cités soient protégés par une semblable surveillance. Excusez-moi, madame, si en vous retraçant un si beau dévouement, j'ai laissé échapper quelque signe d'une émotion secrète. Cet hommage silencieux du cœur ne vous est pas inconnu : que de fois il vous a été rendu à vous-même, quand votre main ouverte tendait un secours inespéré au malheureux qui admirait vos grâces en recevant vos bienfaits ! »

Soyons bien convaincus qu'en choisissant bien et en surveillant toujours, le lait d'une mère peut se remplacer par celui d'une autre femme, malgré tout ce qu'on a dit sur cette harmonie qui existe entre le lait de la mère et les forces digestives d'un nouveau-né : ce qui ne se remplace jamais complètement, ce sont ses tendres soins. Nous conseillons donc à celles qui ne peuvent ni nourrir ni garder près d'elles leur enfant, de ne pas l'exiler trop loin. Il faut qu'elles puissent le visiter souvent et toujours à l'improviste. Trop près de la ville ou dans les villes mêmes, c'est un autre inconvénient ; les nourrices y sont souvent mauvaises, soit que l'air des villes et des faubourgs ne soit pas pur comme celui des campagnes, ou que les villages trop voisins des grandes cités devenant le but des promenades et le siége des plaisirs du peuple, soient aussi le théâtre de beaucoup de désordres.

Enfin dans ces mêmes lieux, les produits tels que les œufs, le laitage, si utiles à l'enfance, sont absorbés par la consommation des villes: il faut donc choisir entre ces deux extrêmes, des villages qui ne soient ni trop près ni trop éloignés. Ceux qui sont assis sur des hauteurs sont préférables aux habitations des plaines et des gorges humides. Il est à désirer que les eaux y soient bonnes, que le goître et les engorgements lymphatiques n'y soient pas endémiques.

Il faut redouter pour le séjour des enfants. les plaines basses et marécageuses, le voisinage des étangs, le littoral des rivières mal encaissées. et qui sortant souvent de leur lit laissent leurs rives couvertes de débris de plantes dont le soleil accélère la décomposition. On doit désirer que l'habitation d'une nourrice soit bien orientée, exposée au levant ou au midi, et que les pièces où elle réside ne soient point basses, au rez-de-chaussée et immédiatement sur le sol. Les planches valent mieux que le carrelage, et les chambres élevées sont toujours les meilleures. C'est dans une ferme heureusement située où règne l'aisance, fruit du labeur et des produits des animaux domestiques, c'est là, dis-je, qu'un enfant peut croitre et prospérer. Je ne le confierai pas au journalier, au manœuvre qui vit mal, dans l'incurie et dans la malpropreté. Je ne le placerai pas chez le pauvre vigneron, le moins heureux des habitants de nos campagnes, appauvri par tant de chances malheureuses, et pour lequel l'abondance elle-même devient un fléau. Ce ne sera pas non plus l'artisan obscur qui s'est retiré à la campagne pour éviter la cherté des villes, ce ne sera pas lui que je choisirai ; il a porté dans sa retraite les habitudes et les vices des cités.

La mère qui a confié son enfant à une nourrice a imposé à son cœur un grand sacrifice, j'en tombe d'accord avec elle, mais si la nourrice doit rester près d'elle, elle peut s'y résigner plus facilement : ses devoirs de mère, en effet, ne sont point remis à autrui, ce n'est qu'un partage dont le lot le plus lourd lui appartient encore. On le verra dans la suite de cet ouvrage :

mais ici ne parlons que de la surveillance qu'elle doit exercer sur la nourrice.

Rapports de l'enfant à la nourrice.

La mère doit, dès les premiers jours, régler les rapports de l'enfant et de la nourrice. Quand celle-ci a du lait en abondance, elle ne cesse de donner le sein ; elle le donne à l'enfant quand il s'éveille, elle le donne quand elle veut l'endormir, quand il crie et qu'elle veut le calmer. Quelle que soit la cause qui l'agite, est-ce une colique, est-ce l'importunité de sa toilette ou des soins de propreté, toujours le sein est là comme l'unique consolation.

Avec cette conduite, l'enfant regorge de lait. à chaque allactation il éprouve des diarrhées et des indigestions presque continuelles. Malgré cela, souvent on le voit profiter, tant sa nature est souple et peut se plier au désordre d'un tel régime ; il grossit même souvent plus qu'on ne le désirerait, offrant des chairs molles et pâles et une sorte d'empâtement qui contrastent avec la fermeté et l'aspect florissant d'un enfant plus convenablement nourri. Ajoutons maintenant que le lait que cette traite continuelle arrache à la mamelle n'a pas eu le temps de subir une complète élaboration, il ne peut être une bonne nourriture pour l'enfant.

Si la nourrice donne le sein toutes les deux ou trois heures suivant les circonstances, l'abondance de son lait et l'appétit de son nourrisson cela doit suffire... Six fois dans le jour, trois fois dans la nuit, telle est la règle que la mère doit exiger, quand la nourrice ne s'y conforme pas d'elle-même; cela convient ainsi entre les premiers jours et l'accomplissement du troisième mois. A cette époque, l'allaitement peut être plus rare, l'enfant étant dans le cas de recevoir quelque autre aliment.

L'âge de l'enfant règle les repas comme nous le disons, mais il faut aussi observer les digestions alvines. Si les selles sont trop fréquentes, diarrhéiques, verdâtres, l'enfant tète trop ou mange trop.

Quand l'enfant tète trop souvent, le remède est facile, si la nourrice est docile toutefois.

Mais si elle manque de lait et que l'on soit forcé de recourir souvent au biberon, au lait de vache coupé, à la soupe, les selles verdâtres et abondantes annoncent que les intestins souffrent. Je ne vois aucune époque du nourrissage où cet état soit tolérable. Quelques personnes pensent que pour le troisième mois, l'enfant peut s'élever avec le régime mixte, nous le pensons aussi, quand les digestions n'en sont pas troublées: mais s'il en est autrement, il faut chercher une nourrice meilleure.

Changement de nourrice.

Les préjugés contre les changements de nourrice n'ont aucun fondement. On y répugne en général pour la difficulté de trouver un sujet convenable et par la défiance du succès; mais quand on choisit bien et qu'on substitue une bonne nourrice à une nourrice médiocre ou mauvaise, les bons effets pour l'enfant se font sentir au même instant.

Nous avons vu des enfants tourmentés de coliques et d'insomnie, dormir une heure après avoir tété le sein d'une nouvelle nourrice heureusement trouvée; nous les avons vus malades se réveiller guéris; des enfants malingres se rétablir, des enfants couverts de croûtes laiteuses sans se dépouiller et se revêtir comme d'une peau nouvelle, quelques jours après le changement. Ces faits témoignent en faveur du changement de nourrice quand il convient et qu'il est convenablement exécuté.

Régime des nourrices.

C'est encore du ressort de la mère de famille de régler le régime alimentaire de la nourrice elle-même.

La vie des campagnes à laquelle la nourrice appartient est frugale, mais abondante ; en général, une nourrice mange beaucoup, son état de nourrice ajoute à son appétit ordinaire.

Elle aime la soupe faite avec la viande et les légumes, non pas claire, mais abondante en pain, en pommes de terre, en carottes.

Il faut éviter de lui donner des choux, des épinards, des bettes ou poirée blanche, à cause de leur qualité laxative; je comprends dans cette proscription l'ail, l'ognon, la ciboule, le porreau, l'échalotte, la rocambole. Dans la famille des plantes alliacées, le mucilage contient une partie volatille, d'une nature particulière très active, qui frappe à la fois le goût et l'odorat, et qu'on retrouve dans le lait quand ces plantes ont été mêlées aux aliments.

Les substances crues, telles que les fruits, surtout ceux à parenchyme épais, ne doivent pas être permis ; du moins il faut que les fruits soient très-mûrs et en petite quantité, pour que le lait ne conserve pas quelque chose de la crudité du chile auquel il doit sa formation. Sauf ces exceptions, on permet aux nourrices les mets qui font la base du régime de la vie ordinaire ; je n'exclus pas même les viandes salées, mais en petite quantité, elles excitent la nourrice à boire et elles rappellent ainsi dans la constitution, des fluides dont la déperdition est grande par l'effet de la sécrétion du lait.

Pour boisson on donne à la nourrice du vin coupé avec de l'eau, c'est celle qui lui convient le mieux.

Après avoir surveillé le régime de la nourrice, il faut encore être attentif à son état de santé ; la crainte de perdre une bonne condition, et quelquefois aussi dans un cœur bien placé, la crainte d'être séparée d'un enfant qu'elle aime, porte la nourrice à dissimuler ses malaises. Une mère de famille a toujours parmi les femmes de son service quelque âme dévouée qui lui racontera si la nourrice est indisposée, si elle éprouve quelque dérangement, si elle a été intempérante ; c'est d'elle qu'on pourra savoir si les règles reviennent, car la nourrice pourrait prendre soin de le cacher. Instruite de ce qui se passe, la jeune mère saura porter remède au mal, ou recourir à des avis éclairés qui lui dicteront sa conduite.

La nourrice ne peut être condamnée à la vie sédentaire et récluse ; habituée à l'air libre des champs, elle languit et s'étiole dans nos salons étroits, il faut donc qu'elle sorte, qu'elle aille respirer à l'aise dans les promenades et dans les jardins publics, mais jamais seule. Si quelques-unes peuvent être exceptées de cette règle, il faut que la confiance en elles soit bien fondée, autrement la mère doit la suivre ou la faire accompagner.

Dans l'intérieur de la maison, la nourrice doit être libre, il faut du moins qu'elle s'y sente heureuse et en liberté ; elle ne peut trouver de la gaîté et de la distraction que dans ses rapports avec les gens du rang qu'elle occupe elle-même, ses rapports avec la domesticité ne doivent donc pas être gênés, mais observés seulement sans défiance et sans affectation ; il faut qu'elle puisse être seule à son gré, avoir dans l'intérieur de l'appartement son abri particulier où elle se repose sans gêne et en paix ; enfin il est facile à une mère intelligente de tracer autour de la nourrice un cercle dans lequel celle-ci agit en pleine liberté, mais qu'elle ne saurait franchir sans éveiller sur elle la surveillance qui ne dort qu'en apparence.

Il faut en convenir, il y a quelque chose de disparate entre la condition d'une nourrice et la charge honorable qu'elle remplit.

D'un côté, une sorte de servitude étroite, si la nourrice est dans la maison opulente de son nourrisson ; un salaire bien modique quand elle emporte l'enfant dans son humble demeure, et partout une grande responsabilité ! Quelle est la femme qui ne prendrait en dégoût une telle condition ? Quelle est celle qui saura allier l'amour qu'elle doit à son nourrisson avec la résignation nécessaire dans une vie laborieuse et pauvre ? S'il est un moyen de trouver cette femme d'élite, c'est de créer pour elle dans nos habitudes et dans nos mœurs quelque honorable compensation. On arrivera difficilement à un tel résultat, tant qu'on croira qu'avec de l'or on peut payer tous les services. Il faut apprendre que la femme qui a nourri votre enfant n'est plus pour vous une étrangère, il faut croire qu'elle a contracté avec vous une véritable alliance, et la regarder comme appartenant à votre famille, et quand après plusieurs années elle viendra revoir l'élève qu'elle a remis entre vos mains, qu'elle puise dans son jeune cœur toujours reconnaissant, un salaire nouveau bien plus doux que celui qu'elle a reçu de vous ; mais si une mère jalouse des marques de tendresse qu'un enfant donne à sa nourrice, reçoit celle-ci avec chagrin, si elle la repousse comme une mendiante, elle donne à son enfant une leçon d'égoïsme et d'ingratitude, que peut-être il mettra en pratique envers elle-même ; la nourrice retournera dans sa demeure rustique, oppressée par le sentiment d'une telle injustice, et l'amertume de sa plainte détournera d'un métier stérile toutes les femmes sensibles, les seules qui soient propres à l'exercer. Ah! plutôt qu'une bonne mère encourage le jeune cœur de son fils dans une reconnaissance facile envers une personne qu'il aime, qu'il apprenne combien il est beau d'être généreux, qu'il devienne l'ami de celle qui l'a nourri, le protecteur de ceux qui ont partagé en frères le lait et les soins que la nature ne destinait qu'à eux. Alors cette espèce de patronage sera d'un exemple encourageant, et les mères faibles et languissantes au sein de nos cités, trouveront dans la campagne des femmes robustes et laborieuses qui les soulageront des soins qui accableraient leur faiblesse.

CHAPITRE V.

HYGIÈNE DE L'ENFANCE.

Le froid, cause de la mortalité des enfants.

Les tables de mortalité démontrent que le quart ou le cinquième au moins des enfants meurent dans les deux premières années de leur existence.

Est-ce là un des effets inévitables des lois de la création? nous ne le pensons pas; c'est l'effet sans doute du peu de soin qu'on met, dans les classes pauvres surtout, à défendre les enfants nouveau-nés contre l'action de cette transition subite de la température chaude et constante du sein de sa mère, à la température de l'atmosphère plus froide et sujette à tant de variations.

A la naissance la peau est si vasculaire et sa susceptibilité est telle, qu'une piqûre de sangsue a parfois causé de graves accidents. On peut comprendre par là, que si l'enfant est exposé au froid, la masse de sang qui circule à la périphérie se reporte au dedans et envahit les viscères : c'est là l'origine des coliques, des inflammations, des convulsions, du croup, qui tôt ou tard compromettent la vie, et qui sont d'autant plus fréquents et plus dangereux que l'enfant est plus jeune ; cela montre aussi l'inexplicable folie de ceux qui baignent les enfants à l'eau froide tous les jours et même pendant l'hiver, et les exposent à l'air libre ou au courant d'air pour endurcir, disent-ils, leur constitution. Ce qu'il y a de certain, c'est que rien n'est plus propre à ruiner la santé que cet usage dans les premiers mois de la vie, et que c'est là la cause des maladies à venir des malheureux sujets d'une telle expérience.

On pense à tort que les enfants ont la faculté de développer la chaleur et de résister au froid ; les notions physiologiques, et nous l'avons déjà dit, ont prouvé que le foyer de température animale est d'autant moins ardent, que les sujets sont plus voisins de l'époque de la naissance. L'action du froid les expose alors à des résultats plus fâcheux ; la nécessité de porter les enfants nouveau-nés dans les bureaux de la mairie pour y faire enregistrer la naissance en devient souvent l'occasion, en hiver surtout et quand la distance à parcourir est très longue. Les rapports statistiques ont constaté une mortalité plus grande dans les temps d'hiver qu'en été, parmi les enfants en bas âge, et dans les départements du nord, plus que dans le midi ; des recherches plus exactes démontrent aussi un plus grand accroissement de mortalité dans Paris, chez les sujets éloignés des mairies, que chez ceux qui en sont voisins ; en sorte qu'on peut dire que la mortalité est chez les jeunes sujets en rapport avec la rigueur du froid et le temps pendant lequel ils y demeurent exposés ; la loi qui oblige à présenter le nouveau-né au bureau de l'état-civil est réprouvée par les lois physiologiques et devrait être modifiée.

Vestiaire. — Soins de la peau. — Précautions contre le froid.

Il ne faut pas non plus se jeter en aveugle dans un parti extrême et opposé. Quelques parents accablent leurs enfants de vêtements trop chauds, les tiennent dans des chambres closes et d'une température élevée ; la peau se relâche, elle transpire avec trop de facilité, et devient sensible aux plus légères variations de l'atmosphère. L'enfant qui est ainsi élevé, s'étiole, il n'acquiert aucune force musculaire, la consistance de sa chair est toujours molle, et ses digestions imparfaites par le défaut d'excitation suffisante ; cet état n'est point la santé, c'est un état presque valétudinaire, et qui se change à chaque instant en maladie, à cause de la trop grande susceptibilité de la peau. Le moindre froid occasionne des catarrhes, des coliques, des douleurs d'oreilles, etc.

Entre ces deux extrêmes, il faut savoir éviter le danger ; pour cela il faut mettre ses soins à vêtir l'enfant convenablement ; des vêtements légers quand la température est bonne, des tissus plus chauds quand elle peut être hostile à la peau. Nous avons indiqué ailleurs quels doivent être les langes et les drapeaux d'un enfant nouveau-né, mais dès qu'il peut soutenir sa tête on adopte pour lui d'autres vêtements.

La robe des enfants doit être en laine ou en coton, elle doit être comme la chemise, arrêtée lâchement sur le cou, ouverte par derrière, mais lacée ou fermée avec des cordons ; les manches seront très larges ; quand elles sont en tricot, elles se prêtent bien mieux à l'introduction des bras; elles doivent être fixées légèrement autour du poignet. De cette manière, la poitrine de l'enfant et ses bras sont à l'abri de l'action de l'air; je regarde le tablier qu'on met aux enfants comme une pièce d'habillement nuisible, en ce qu'il serre les côtes et l'estomac. Il ne peut être utile que pour préserver les vêtements de l'enfant des souillures trop fréquentes à leur âge. La tête d'un enfant ne doit être couverte que médiocrement. Dans les premiers jours après la naissance, avant que les cheveux ne soient crus suffisamment, il convient de leur envelopper la tête avec la barrette d'abord, espèce de petit bonnet très simple qui recouvre la surface du crâne seulement, et qu'on recouvre lui-même d'un second bonnet plus ample et plus gracieux. Le premier devient inutile dès que les cheveux croissent suffisamment. Dans aucun cas, il ne convient de recouvrir de coton le sommet de la tête. Cette précaution nuisible attire vers la masse cérébrale trop de chaleur et un afflux des mouvements vitaux et des fluides qu'elle n'est que trop disposée à recevoir.

Le toquet dont on couronne quelquefois la tête des enfants, n'est bon qu'à entretenir une sueur abondante sur la tête et le front; il rend par là les enfants très sensibles aux variations de l'atmosphère, et retarde le développement des facultés physiques.

Tant que le petit enfant ne peut marcher, il n'a besoin ni de bas, ni de souliers; mais dès qu'il commence à faire quelques pas, il faut lui donner des souliers de tricot sans bas. Ils ne seront ni trop étroits ni trop longs, car il est essentiel d'éviter la compression des orteils, et de ne pas les gêner dans leur développement. Dans les saisons tempérées, la tête peut alors rester nue, étant suffisamment recouverte par ses cheveux; mais si l'enfant sort de la chambre, il convient de la couvrir.

La chemise fermée autour du cou, la robe, seront, pour l'enfant qui essaye ses premiers pas, des vêtements suffisants; l'un et l'autre ne doivent avoir qu'une juste longueur, incapable de gêner et d'embarrasser des pas encore mal assurés.

Le pantalon est dans le bas âge un vêtement parfaitement inutile. Il comprime le tronc, il gêne le mouvement des membres et rend les soins de propreté plus difficiles.

La transpiration laisse à la surface de la peau une portion des sels et de la matière animale dont elle est composée; c'est une condition indispensable de la santé que d'enlever ce résidu par de fréquents lavages. Dans l'enfance, où la nutrition se fait avec abondance, c'est un moyen de préserver la peau des diverses affections communes à cet âge.

Il faut aussi changer fréquemment de linges et de vêtements.

Ceux-ci doivent être commodes et laisser libres la circulation du sang, permettre à la transpiration insensible de s'exhaler au lieu de s'en imprégner, de la retenir et de déterminer par son contact à la peau des irritations pénibles. Dans la jeunesse, la peau est aussi d'une texture très-délicate; elle est aussi le siége d'une continuelle exhalation et d'une sensibilité exquise, mais les diverses fonctions de la vie sont mieux établies et l'équilibre plus sûr, de sorte que les changements de température exposent à moins de désordres que dans l'enfance.

L'activité constante de la jeunesse incite la circulation jusqu'aux limites les plus extrêmes du corps, et par là tourne au maintien et à l'égalité de la température; mais dans l'enfance, le bain froid, les vêtements trop légers ne sont pas sans danger, quand la constitution surtout n'est point assez forte pour produire une réaction qui rend salutaire l'emploi de ces moyens.

Quand la circulation languit dans la peau, que l'action du froid rend l'enfant pâle et décoloré, la masse du sang est portée en dedans, un sentiment indicible de frisson signale cette concentration, et dans des conditions pareilles des vêtements légers disposent à des maladies internes en perpétuant cet état. Ces vêtements suffisent parfois pour défendre le corps d'un froid extrême, mais jamais pour maintenir dans sa chaleur naturelle l'organe de la peau. Les enfants ainsi vêtus, les petites filles surtout, ceux qui passent dans les classes mal chauffées de longues heures à travailler, sont des semaines entières sans éprouver cette douce chaleur de la peau qui révèle la santé ; ils ont les pieds froids, le visage, la peau glacée, et ressentent ce sentiment de malaise qui appartient à un défaut de circulation cutanée ; de là les douleurs de tête, les dents cariées, les fluxions des gencives et parfois des germes de maladies plus graves qui se montrent quand on ne peut plus les arrêter. Les enfants maigres et d'habitude extérieure consomptive, se plaignent toujours du froid, avant même d'avoir éprouvé ces légers catharres qui, souvent sont les signes précurseurs d'une phthisie à venir. Dans de telles circonstances, ceux qui soignent la santé de l'enfance doivent se tenir pour avertis, et s'empresser d'éteindre cette sensibilité morbide de la peau; employer à cet effet les vêtements chauds, les bains chauds, l'exercice en plein air, les frictions avec le vinaigre et l'eau, les frictions avec la brosse, avec des gants de crin, et joindre à tout cela une extrême propreté.

Tous n'ont pas besoin d'être soumis à une règle unique, car tous les enfants ne sont pas également sensibles à l'action de la température, mais ils doivent être vêtus de manière à ne jamais ressentir l'incommodité d'un froid même léger.

Il ne faut pas oublier non plus que la chaleur doit être cherchée dans l'exercice du corps aussi bien que dans les vêtements, autrement la faiblesse du corps, la débilité de la peau, la susceptibilité des sujets aux impressions mobiles de l'atmosphère s'accroîtraient et réduiraient l'enfant à l'existence d'une de ces plantes débiles qu'on élève en serre chaude.

Pour les enfants nouveau-nés et ceux qui sont dans les premiers mois, le froid est éminemment dangereux, par la raison qu'ils se refroidissent vite, et qu'ils ne manifestent point ce qu'ils éprouvent, tandis que le froid les pénètre. Ce n'est que vers le quinzième mois et souvent plus tard qu'ils pleurent et se plaignent quand ils souffrent de la température ; il faut donc que leurs promenades soient courtes quand il fait froid ; il faut défendre aux nourrices et aux bonnes de s'arrêter, et leur prescrire de tenir ainsi les enfants dans un état de mouvement continu, qui lutte efficacement contre l'action incessante du froid.

Froid et humidité des extrémités.

On ne saurait trop remarquer combien l'humidité et le froid des pieds sont propres à développer des maladies internes.

Nous défendons avec grand soin aux nourrices et aux bonnes de porter les enfants sans avoir pris d'avance la précaution de les chausser de bas propres à les garantir de l'humidité et du froid.

Dans les salles d'asile, dans les écoles, dans les ateliers, partout où les jeunes enfants doivent occuper une place et y demeurer immobiles, il y a cruauté à ne pas prendre ces précautions nécessaires pour conserver leur santé.

Le sang, en effet, dans l'immobilité du repos, n'est point incité à s'élancer jusqu'aux limites les plus extrêmes de la circulation, et les viscères profonds en sont engorgés. Ajoutons que ce n'est point seulement le froid et l'humidité, mais encore la suspension de transpiration qui en est inséparable, qui portent le désordre dans la santé: aussi celui qui, bien qu'ayant les pieds humides et froids, agit en plein air, marche ou travaille, soutient le mouvement de transpiration et souffre l'humidité de sa chaussure sans danger; il lui suffit d'en changer au moment où il rentre en repos.

Emploi du lainage.

L'usage de la flanelle, des tissus de laine est d'une grande importance pour les jeunes enfants. Aux uns, les tissus laineux sont appliqués immédiatement sur la peau, aux autres sur le linge, quelques-uns enfin peuvent se contenter de bas de laine. On suit pour règle le degré de sensibilité des enfants à l'action de l'air, et afin de ne point en contracter l'habitude, on remplace la laine par des vêtements de coton quand la saison moyenne arrive, et dans l'été on revient ainsi à l'usage de vêtements légers et convenables.

Il faut avoir plusieurs de ces vêtements afin de les purger, par l'exposition au grand air, de toutes les impuretés qui s'échappent sans cesse de la peau. On n'entrevoit pas d'abord les effets de cette méthode, dont le temps fait bientôt découvrir les avantages.

Ventilation des habits et des lits.

La chambre de l'enfant doit être choisie dans la partie la plus saine de la maison. Il faut qu'elle soit parfaitement éclairée, il est bon qu'elle soit exposée au soleil levant.

Il faut pouvoir l'aérer convenablement, les fenêtres seront garnies de balustrades, le poêle sera en terre et non point en métal. Car on doit éviter d'exposer l'enfant qui échappe à votre surveillance aux dangers d'une brûlure, en même temps qu'un poêle de terre entretient et conserve une douce température.

Les domestiques étrangers au service de l'enfant ne doivent point entrer dans cette chambre, on n'y fera point chauffer ses aliments, on n'y fera point sécher ses drapeaux humides, l'ordre et la propreté doivent y régner comme pour lui en donner le goût par avance.

Le premier lit de l'enfant est une corbeille en osier, plus tard on peut établir son lit en bois. On lui donne la forme d'une caisse, pour que l'enfant ne puisse s'élancer au dehors. Ce lit est supporté par des pieds très courts, afin qu'il ne puisse être aisément renversé; les côtés sont à jour, mais enveloppés d'un filet bien fixé partout, et mobile d'un côté seulement, en glissant au moyen de ses anneaux sur des tiges de fer longitudinales.

Le lit doit être placé de manière à n'être pas exposé à l'action du feu, ni à celle des courants d'air; il est nécessaire aussi que la lumière ne fatigue pas les yeux de l'enfant.

Le matelas et les oreillers de crin sont ceux qu'on doit préférer; la plume excite la transpiration, elle détruit l'énergie de la peau et les forces musculaires, elle s'imprègne de la matière de la sueur, et rend ensuite à l'absorption les miasmes dont elle est souillée.

Il serait convenable aussi de laisser le lit découvert pendant le jour afin de le débarrasser de toutes les émanations qui, le matin, affectent désagréablement l'odorat. On tiendrait la chambre à coucher ouverte, et le lit défait exposé à l'action de l'air près des fenêtres ; il en résulte que les draps sont le soir et plus secs et plus frais, condition qui est agréable et convie au sommeil; ces précautions seront utiles surtout dans les chambres étroites, dans les pensions et les colléges, où les lits sont réunis et souvent trop rapprochés.

Influence de la lumière.

L'influence salutaire de la lumière solaire est un stimulant dont la peau des enfants ne saurait se passer sans danger pour la santé ; il suffit pour s'en convaincre de comparer la couleur pâle, l'aspect blafard et strumeux des enfants qui habitent dans les grandes villes les rues noires et étroites, avec la fraîcheur et la bonne coloration de ceux qui vivent en plein air ou dans les campagnes. Nous ne doutons point que cet effet ne soit le résultat tout à la fois de l'air qui modifie le sang dans l'acte de la respiration et de l'action stimulante de la lumière. Ces considérations montrent qu'on devrait s'occuper davantage qu'on ne le fait des besoins de l'organisation, et l'intervention de l'autorité dans la construction des édifices, la largeur des rues, la hauteur des maisons, l'exposition des édifices destinés aux colléges, aux pensionnats, et la distribution de tous les lieux où on élève ou fait travailler les jeunes enfants, devrait se montrer plus active.

Usage des bains.

Quand les divers éléments que la perspiration laisse sur la peau ne sont point enlevés par les bains ou les lotions, les pores en sont obstrués et l'irritation de la peau trouble la santé.

Si à l'abondance de la transpiration et des autres excrétions se joint encore la négligence trop commune dans le changement de linge et d'habillements, la peau des enfants se couvre d'une crasse qui se décèle par une odeur aigre, particulière à la transpiration dans le jeune âge.

Les bains seuls ont le pouvoir de détruire cette malpropreté, source principale des nombreuses maladies de la peau.

La peau rendue ou plutôt maintenue dans son intégrité par les bains habituels, supporte mieux l'effet des affections éruptives, inévitables, comme la variole, la vaccine, la rougeole, la scarlatine ; les déviations fâcheuses de ces maladies qui entraînent dans leur sphère d'activité morbide les organes intérieurs sont moins à redouter, et si Hufeland n'a rien exagéré en disant qu'un tiers de nos maladies nous viennent par la peau, combien n'en évitera-t-on pas en fortifiant de bonne heure cet important appareil !

L'habitude précoce des bains, et tout ce qui contribue au soin de la peau, rend plus grande l'énergie avec laquelle la nature agit sur la périphérie ; aussi les prédispositions gastriques disparaissent, le besoin de recourir aux laxatifs est rare, la dentition elle-même, dont l'action se réfléchit sur le tube intestinal, s'accomplit sans aucun dérangement pour la santé.

Le bain doit être à la température de 24 à 25 degrés de R. ; le bain froid serait fâcheux pour la tendre enfance, c'est un moyen qui entre dans la condition des fortifiants héroïques ; on peut l'employer dans quelques affections strumeuses et lymphatiques ; convenable dans les cas morbides il est contraire aux principes d'une bonne hygiène appliquée au développement de l'enfance.

A mesure que les enfants grandissent et que les forces se déploient on peut donner les bains un peu moins chauds; en été, il est bon de choisir de l'eau exposée pendant toute une journée au soleil, elle en reçoit une chaleur plus agréable et plus vivifiante.

L'eau de pluie, l'eau de rivière, telle est celle qu'on doit employer de préférence. Quand on a recours aux eaux de source, on doit y ajouter soit du lait chaud, soit de l'eau bouillie avec quelques poignées de son.

En aucun cas il ne faut faire bouillir l'eau tout entière, ce serait lui ôter ses principes gazeux, l'air atmosphérique qui en rendront l'usage profitable.

Si dix minutes, un quart d'heure de bains suffisent à un enfant d'une semaine, de quelques mois, après deux ans le bain se prolonge; il est essentiel que l'enfant soit promptement essuyé en sortant du bain, afin d'éviter le froid qui résulte de l'évaporation aqueuse; l'appartement doit être clos, chauffé en hiver, tout aussi bien que s'il s'agissait d'un enfant du premier âge. Quant au moment d'administrer le bain, la principale règle est de ne le point donner quand l'estomac est plein ou quand le corps est en transpiration. Il faut donc éviter les moments qui suivent les repas, l'instant qui suit le sommeil et le lever de l'enfant ; le bain le plus avantageux est celui qu'on donnerait le soir, et au sortir duquel on pourrait mettre l'enfant dans son lit.

Repos, jeux, exercices du premier âge.

L'enfant ne doit jamais dormir sur les bras de sa mère ou de sa nourrice ; c'est dans son lit qu'il doit reposer ; si on l'accoutume à dormir ainsi, cette habitude, dont il ne peut se passer, devient fort onéreuse, en même temps qu'une même position sur les bras, trop longtemps prolongée, le dispose aux incurvations vicieuses de l'épine dorsale et aux déformations du bassin.

L'enfant, je le répète, doit dormir dans son lit, prendre la nourriture au sein de sa mère ou de sa nourrice, et s'ébattre en liberté avant et après le repas sur un coussin. S'il s'endort trop promptement après le repas, il convient alors de le prendre, de le porter sur les bras, pour faciliter sa digestion. Quand on le porte à la promenade, il doit être placé horizontalement, tantôt à droite, tantôt à gauche, et jamais assis.

Il serait bon, et je voudrais en voir adopter la coutume, d'introduire sous les coussins qui le supportent une attelle solide qui ne leur permît pas de fléchir. La tête de l'enfant est pesante, elle se renverse en arrière, et si les coussins n'offrent pas de résistance, elle entraîne la colonne vertébrale dans une flexion forcée en ce sens. Cette flexion inaperçue est, plus de fois qu'on ne le croit, la cause inconnue des gibbosités et des déformations de la taille des enfants.

Plus tard, dès qu'il le pourra, il sera plus avantageux à l'enfant de marcher que d'être porté; mais pour ne pas l'exposer à déformer, par son propre poids, ses jambes encore faibles, attendez que de lui-même il tente ses premiers essais. On l'établit pour cela sur un plancher couvert d'un tapis, et on l'environne d'objets contre lesquels il ne puisse se blesser; bientôt il se soulèvera en s'appuyant aux meubles qu'il peut saisir, bientôt il passera d'un appui à un autre : vous le verrez enfin marcher sans le secours de ses mains.

N'allez pas aider imprudemment ses premiers pas en le tenant par la main. Outre que vous lui faites perdre l'habitude de chercher son équilibre, il peut en résulter, pour l'articulation de la main et de l'avant-bras, de graves inconvénients. Mais ce qui serait funeste à coup sûr, ce serait de le faire sauter ou de lui faire franchir les ruisseaux et monter les degrés en le tenant ainsi. La torsion des deux os de l'avant-bras est portée par là au delà de ses limites naturelles, et il en résulte, près du coude ou près de la main, des maux articulaires très difficiles à guérir.

Il faut enlever aux enfants tous les jouets qui peuvent devenir pernicieux par leur forme, par leur nature métallique, par la matière des couleurs dont ils sont revêtus, et qui le plus ordinairement se composent d'oxides de divers métaux. Trop petits, les enfants peuvent avaler leurs joujoux et s'exposer à périr subitement de suffocation ; ils peuvent se blesser avec les fragments de ceux qui se cassent trop aisément, ou avec ceux qui sont trop lourds.

Qu'ils poussent également des deux mains

des boules de bois, des balles en peau non colorées, qu'on évite de leur laisser établir leurs jeux derrière des portes qu'on pourrait ouvrir et pousser contre eux, dans cet âge où ils ne sont encore capables ni de fuir, ni assez forts pour opposer une longue résistance capable d'annoncer qu'ils sont là.

N'excitez pas le développement de leurs facultés morales, en essayant de leur faire reconnaître des personnes et balbutier des mots. Le cerveau se développe assez vite, influencé qu'il est par le monde extérieur, et son développement précoce est toujours fatal; évitez encore d'exciter la jalousie d'un enfant en prodiguant en sa présence des caresses à d'autres que lui : tous les enfants ne sont point, il est vrai, accessibles à ce sentiment, cependant il a exercé sur plusieurs les effets les plus déplorables.

Un enfant au berceau qui ne peut encore articuler le nom de sa mère, devient tout-à-coup triste et mélancolique, il pert l'appétit et dépérit. Quelle peut être la cause de ce changement? ce sont les caresses prodiguées à son jeune frère, ramené dans la maison paternelle, quelquefois c'est un sujet d'envie bien moins légitime : ce sont les flatteries et les jeux d'un chien favori. On doit autant que possible réprimer ce honteux penchant; quelques mères le développent imprudemment, en menaçant un enfant de donner à d'autres les aliments, les boissons ou les jouets qu'il refuse. Une mère de famille doit à ses enfants l'exemple de la justice, ils la comprennent avant de la raisonner; qu'elle distribue à tous, à parts égales, ses caresses et ses dons; elle devient dès-lors le modèle qu'ils choisissent, et à son imitation les frères aimeront leurs frères, comme la mère aime ses enfants. A cette école de vertu et de tendresse maternelle, le cœur est dépouillé des sordides sentiments de l'envie, il n'y reste que la généreuse émulation.

Sevrage et allaitement artificiel.

L'apparition des premières dents et la salivation abondante qui les accompagne, indiquent à l'observateur que l'organisation se prépare à une autre alimentation que celle du lait; alors, et déjà plusieurs mois auparavant, l'enfant doit être accoutumé à mêler au lait d'autres aliments. Si l'enfant est entre les mains d'une nourrice, et que celle-ci ait du lait en abondance, elle ne le laissera pas manger, soit instinct et besoin d'allaiter, soit calcul ou secrète envie de se rendre plus longtemps nécessaire; elle retardera ainsi l'époque du sevrage, et souvent au détriment de son élève.

Si la nourrice a peu de lait, c'est alors tout le contraire, elle insiste pour qu'on donne à l'enfant d'autres aliments, et si cet allaitement imparfait remonte aux premiers temps de la naissance, la circonstance devient plus fâcheuse que dans le cas précédent; elle dispose l'enfant à des entérites qui deviennent fréquentes à l'époque de la dentition, surtout si le sevrage a eu lieu.

Ces deux dispositions contraires chez les nourrices méritent toutes deux la surveillance des mères; la seconde est essentiellement dangereuse parce qu'elle invite à sevrer l'enfant prématurément, et l'enfant si imparfaitement allaité, au lieu d'un sevrage précoce, a besoin plutôt d'un nourrissage prolongé. L'embarras d'un nouveau choix, la défiance qui vient du premier, fait souvent passer sur l'inconvénient du sevrage. Nous avons quelquefois été forcé de le souffrir, mais presque toujours la mauvaise santé de l'enfant nous a fait regretter de ne pas avoir imposé une nouvelle nourrice.

Quand l'enfant a tété le sein maternel, la jeune mère ne se détermine pas à sevrer son enfant sans quelque chagrin, elle regarde le sevrage comme une première séparation.

L'époque du sevrage n'est point indifférente; c'est à la fin de la première année que l'on pense à sevrer, rarement avant, et plus tard suivant quelques circonstances. Les froids rigoureux et les chaleurs de l'été conviendraient mal aux modifications que l'estomac reçoit d'un changement de nourriture. En été surtout, les diarrhées deviendraient intenses, et compromettraient la vie d'un enfant. C'est donc au printemps ou dans les beaux jours de l'automne que l'on doit entreprendre de séparer l'enfant de la mamelle. On le prépare de longue main à une privation qui lui serait trop sensible s'il l'éprouvait subitement, et pour cela on l'habitue chaque jour à prendre moins de lait et plus d'aliments. C'est à l'apparition des premières dents qu'on fait cette première tentative; et quand les incisives d'en haut et d'en bas ont paru, on peut achever ce que l'on a commencé. On cesse donc d'allaiter l'enfant pendant la nuit, puis on ne lui donne le sein que deux fois par jour, on l'en prive ensuite pendant un jour et puis deux, puis enfin on lui fait oublier tout-à-fait sa douce habitude.

Les mères qui sèvrent brusquement un enfant en le livrant à des sevreuses, l'exposent à de graves accidents. L'enfant languit de la douleur d'être privé de sa mère, et les voies digestives s'irritent d'un changement si brusque dans leurs habitudes et d'un régime inaccoutumé. Cette double affection des facultés morales et de la digestion, maigrit l'enfant et le conduit parfois à la phthisie des organes du ventre.

La mère elle-même souffre de cet abandon, et son lait qui engorge ses mamelles ne se dissipe que par l'action continue des sudorifiques, des boissons qui augmentent le flux urinaire, et même des purgatifs. Combien le sevrage amené insensiblement est préférable! L'enfant renonce presque de lui-même au sein, et le sein de sa mère est près de tarir au moment où l'enfant en est éloigné. Alors une nourriture plus légère, des viandes blanches, du poisson, des végétaux composeront le régime d'une mère qui cesse d'allaiter. Elle usera de boisssons légèrement diurétiques; elle préservera ses mamelles du froid et de l'humidité, et ces simples précautions suffiront pour la défendre des accidents qui suivent un sevrage précipité.

L'enfant qu'on a privé de la mamelle est donc admis à partager la nourriture commune à tous les hommes, mais avec des préparations variées et accommodées à la faiblesse de son âge. C'est ici sans doute l'occasion d'examiner des questions diverses sur lesquelles les simples mères de famille, les savants et les philanthropes ont exercé leur esprit.

Quels sont les avantages ou les dangers d'un trop long allaitement? Quels sont les aliments qui conviennent le mieux aux enfants dans les premiers mois de la vie, et peut-on enfin remplacer l'allaitement par un nourrissage artificiel?

Bien des mères, par une tendresse aveugle, hésitent à sevrer des enfants, prolongent l'allaitement au-delà du terme ordinaire. Elles ne savent point qu'un enfant sevré tardivement, éprouve par cela même une peine bien plus vive à se séparer de sa nourrice. L'enfant, comme le dit très judicieusement M. Jules Massé (1), aime et s'attache avec une reconnaissance instinctive à la femme qui le nourrit; à 18 et 20 mois, les pleurs, les plaintes, la mauvaise hu-

(1) *Encyclopédie de la Santé.*

meur de l'enfant sevré seront durables ; il sera triste, morose longtemps, il dormira mal pendant plusieurs jours ; mais au douzième mois, son cerveau imparfait ne garderait pas la même impression, et un ou deux jours après la nourrice passerait près de lui inaperçue. Cependant quand l'enfant est fortifié, et que déjà quelques dents couronnent les rebords alvéolaires, on doit voir dans ce développement une preuve qu'il faut à ce nouvel être un aliment plus substantiel. L'ossification s'arrête chez l'enfant dont l'allaitement est trop prolongé, ses jambes se courbent par défaut de solidité dans les os, le développement de la dentition est long et tardif, et l'enfant est exposé au gonflement des extrémités des os. Son état de première enfance se prolonge d'une manière anormale.

Régime alimentaire au premier âge.

Les organes de la digestion sont ceux qui s'affectent le plus aisément dans l'enfance ; or, l'intégrité ou le dérangement de ces organes, dépend du régime auquel les enfants sont soumis.

Les enfants qui mangent trop tôt, ceux dont

la nourriture est disproportionnée à leurs facultés digestives, ont des digestions mauvaises et des diarrhées.

Si le tube digestif résiste à un excès de nourriture, à l'action d'un lait malsain, c'est la peau qui se couvre d'humeur et de croûte laiteuse. avec gonflement des glandes du col. Je pense donc que jusqu'au quatrième mois, il ne faut à l'enfant que du lait ; mais à dater de cette époque, l'on y joint d'autres aliments. La bouillie est au premier rang ; elle est proscrite aujourd'hui peut-être sans de justes raisons. Voici les pièces de ce procès. La bouillie se compose de farine de froment et de lait. Le gluten qui fait la base du froment est peu soluble dans nos humeurs, le caillot ou fromage du lait de vache est attaqué difficilement par les forces digestives de l'enfant, d'où il suit qu'un aliment qui contient ces deux substances doit être indigeste. Mais la matière caséeuse devient soluble par l'addition d'une fécule, et le gluten disparaît dans la coction, quand elle se prolonge suffisamment, et que la bouillie, gonflée plusieurs fois, a acquis une consistance requise. Il se passe donc dans la coction de la bouillie ce qui arrive dans la panification ; la partie glutineuse s'unit à la fécule, elle ne s'y trouve plus que dans un état moyen ; la bouillie, ainsi préparée, a fourni une ressource contre les coliques et les diarrhées verdâtres. On peut donc la tolérer dans cette circonstance au moins.

La bouillie n'a pas toujours été bien préparée, elle a souvent produit diverses affections gastriques, des vomissements, des aigreurs, des vers ; c'est pourquoi elle ne réunit pas tous les suffrages. On a proposé d'y substituer la croûte de pain rapée, la farine torréfiée au four; mais ces substances trop solides se divisent mal dans le lait. Un aliment préférable est la panade faite avec la mie de pain, préparée pour les enfants très-jeunes, avec de l'eau et du sucre, et avec du bouillon pour ceux qui ont besoin d'être plus nourris. A mesure que l'enfant grandit on lui laisse sucer des morceaux de viande blanche, des os de poulet. On emploie dans ses potages le vermicel, la semoule, le riz, les diverses fécules. On accoutume ainsi d'une manière lente son estomac à un régime varié.

L'heureux succès de cette nourriture, unie dès le quatrième mois de la vie au lait maternel, a fait concevoir la possibilité de se passer de nourrices. Les tentatives qu'on a faites à cet égard ont été dictées par les vues les plus philanthropiques, et par l'espoir de soustraire à l'abandon et à la misère, qui sont leur partage, les enfants pauvres des grandes villes, qu'on faisait nourrir au loin. Les efforts les plus généreux sont venus déjà se briser contre cet écueil.

L'allaitement artificiel ne deviendra jamais d'une utilité générale, parce qu'il exige plus de soins que l'allaitement ordinaire, et qu'il est d'un succès plus difficile. Qu'une mère soit malade momentanément, il est raisonnable qu'on allaite son enfant artificiellement, en attendant son rétablissement; qu'une mère perde son lait pendant une longue traversée, il faut bien encore trouver des moyens de nourrir l'enfant. Les exemples de succès dans ce genre d'allaitement ne manquent certainement pas; mais, dès qu'ils ont coûté plus de soins et de peine que l'allaitement ordinaire, comment les mettre à la portée de la classe indigente? On a proposé des maisons d'allaitement desservies par des sœurs de charité; mais, quel que soit le zèle et le désintéressement de ces pieuses filles, de semblables établissements exigeraient toujours plus de frais que le simple nourrissage, et dès cet instant leur but est manqué. Il est aussi à remarquer que si l'on cite des exemples de succès par l'allaitement artificiel, quelque nombreux qu'ils soient, ce n'est toujours que sur des sujets isolés qui concentraient sur eux seuls des soins qui n'étaient point partagés ; mais toutes les fois qu'on a réuni un grand nombre d'enfants, toutes les fois que les hospices, les sociétés maternelles ont voulu se passer de nourrices, ils ont été arrêtés dans leurs projets par une effrayante mortalité. L'air que les enfants respirent en commun n'est plus aussi pur; et pour eux, à cause des besoins de l'accroissement et de la nutrition, l'air pur est nécessaire à la reconstitution du sang. Une nourrice dort, elle s'éveille pour allaiter son élève, le replace dans son berceau, et se repose; mais une fille qui sera chargée de deux enfants, souvent fatigués par leur nourriture, néglige un service qui surpasse ses forces, et s'il faut une servante pour chaque enfant, quel avantage cette méthode peut-elle offrir à la classe indigente? Joignez à cela le danger des maladies contagieuses souvent tardivement reconnues, les épidémies de blanchet, de coqueluche, et l'on sera convaincu que l'idée de rassembler des enfants dans un même lieu, est une idée dont l'exécution serait funeste à l'humanité. Maintenant, comme ce que j'ai dit n'exclut pas la possibilité de l'allaitement artificiel chez les sujets isolés, il me reste à en tracer les principales règles.

Le lait qui se rapproche le plus du lait de femme par sa composition chimique, est le lait d'ânesse et celui de jument; l'analyse qu'en ont faite Deyeux et Parmentier apprend que la partie séreuse et la saveur sucrée qui caractérisent le lait de femme y sont surtout abondantes. Les parties caséeuses et butireuses qui sont rares dans le lait de femme, sont au contraire très abondantes dans le lait de vache et de brebis : après le lait d'ânesse, le lait de chèvre est celui qu'on préfère ; cependant ce lait très actif cause des insomnies, et ne peut convenir qu'aux enfants scrophuleux ou à ceux dont le système lymphatique est dans un état de mollesse et de débilité.

La préférence accordée à la chèvre et à l'ânesse, vient de ce que ces animaux peuvent être facilement dressés à être tétés immédiatement par l'enfant, et le lait d'un animal quelconque complètement soustrait à l'action de l'air a des qualités différentes, passant du pis de l'animal dans la bouche de l'enfant; c'est alors un liquide animé qui n'a pas cessé d'être en contact avec le solide vivant; mais le lait exposé à l'air tend au refroidissement et à la séparation du serum et du caillot qui le composent: premier acte de mort de ce liquide qui le différencie essentiellement du premier. Sinibaldi assure que, dans les Apennins, beaucoup de chèvres sont dressées à nourrir des enfants; elles prennent pour leur nourrisson une vive affection, et au retour du pâturage elles accourent spontanément leur présenter la mamelle, et se placent de manière à leur en faciliter la succion. Il est certain qu'en Suisse et chez plusieurs peuples du nord, beaucoup d'hommes ont été ainsi nourris avec le lait des animaux, et sans aucun choix avec celui de chèvre, de brebis ou de vache. Ces derniers laits ne peuvent convenir qu'à des enfants robustes comme ceux de ces climats.

Si on adopte le lait de vache parce qu'il est plus commun, on le coupe dans le premier mois avec deux tiers d'un autre liquide, tel que le petit-lait ou une décoction d'orge germée, substance abondante en matière sucrée. On fait chauffer le liquide qu'on a adopté, et on y verse le lait ; plus tard on donne le lait pur et récemment trait.

Il est à désirer que le lait soit fourni toujours par le même animal, qui prendrait sa nourriture en plein air et qui ne serait condamné à aucuns travaux.

Vers le cinquième mois, on ajouterait à ce lait quelques crêmes de pain sucrées ; plus tard les panades légères seraient faites avec du bouillon de poulet ; on disposerait ainsi l'enfant à une nourriture plus stimulante que le lait, dont on le priverait entièrement vers le dixième mois.

Le biberon et la cuillère conviennent mal aux enfants, ils prennent une trop grande quantité de lait à la fois.

Une espèce de tèterelle munie d'un renflement percé d'un tuyau capillaire, et d'un tube qui descend jusqu'au fond du vase est ce qui convient le mieux ; mais il faut que l'air puisse pénétrer par une petite ouverture jusque sur la surface du liquide, autrement la succion serait trop difficile. Dans la première quinzaine, on donne à l'enfant sa nourriture toutes les deux heures, et chaque fois une once et demie ou deux onces de liquide.

Dans la seconde, on lui donne toutes les trois heures un peu davantage ; au troisième mois il a besoin d'une alimentation moins fréquente, mais plus abondante en même temps.

Après cette époque, les bouillies, les panades, les soupes font partie de son régime alimentaire ; enfin les premières dents apparaissent, elles commencent la première dentition dont l'accomplissement fermera le premier âge. Cette dentition se compose de vingt dents, huit incisives, quatre canines et huit molaires : elle s'effectue entre le septième mois et le trentième. D'abord on voit paraître les deux incisives moyennes d'en bas, puis, à la distance de quelques semaines, les dents correspondantes paraissent à la mâchoire supérieure : viennent ensuite les incisives latérales inférieurement, celles d'en haut leur succèdent encore. Les dents canines des deux mâchoires se développent à peu près dans le même ordre, la mâchoire inférieure ayant presque toujours la priorité. Les dents molaires se développent les dernières, deux de chaque côté en bas et en haut, alors la première dentition est accomplie, et le premier âge est terminé.

Les mères doivent étudier avec soin la série de ces développements, cette connaissance peut les guider. Quand la dentition commence de bonne heure, elle sera longue alors, et on doit sevrer l'enfant tardivement. Ainsi, quand au quatrième mois l'enfant présente déjà deux dents, souvent il arrive qu'au douzième il n'en a pas davantage. Si l'ordre de la sortie des dents est interverti, cette espèce de désordre doit faire craindre une dentition orageuse, ce qui exige qu'on ne sèvre l'enfant que tard et incomplètement; que deviendrait-on en effet lorsque, fatigué par la douleur des gencives, il refusera toute espèce d'aliments, si on n'a pas le sein à lui offrir pour le consoler? Mais si les premiers phénomènes de la dentition arrivent dans le temps et suivant l'ordre voulu, le sevrage n'aura que des suites heureuses, il accélèrera l'accroissement de l'enfant dont les organes réclament déjà plus que du lait pour vivre et croître. La première dentition une fois accomplie, l'enfant a franchi une des époques les plus périlleuses de l'existence. Les traces de la douleur qui s'étaient imprimées sur tous ses membres s'effacent peu à peu. En effet, les enfants les plus frais pâlissent dès que la dentition se fait sentir, ils perdent leur embonpoint, et la fermeté des chairs fait place à une mollesse que leurs os mêmes semblent partager. La dentition terminée et la douleur absente, l'enfant reprend ses formes arrondies, sa fraîcheur et sa santé. Jouissez maintenant du fruit de vos soins, jeunes et aimables mères, la vie de votre enfant est assurée, un autre âge commence pour lui, mais plus facile à traverser, moins fécond en orages; je n'ose pourtant vous dire qu'il en soit entièrement exempt, car la vie entière n'est qu'un combat; toutefois vous avez le droit d'attendre une longue trève aux souffrances qui ont souvent tourmenté la première enfance, et votre sollicitude peut sommeiller un instant jusqu'à ce que les approches de la puberté vous appellent à conjurer de nouveaux dangers.

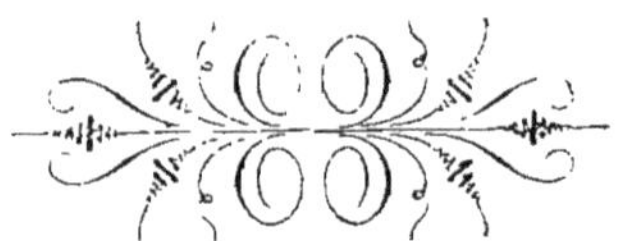

CHAPITRE VI

DE LA VACCINE.

Histoire de la Vaccine.

La vaccine doit avoir sa place dans un traité sur l'éducation des enfants. Les mères auxquelles est dédié cet écrit, et qui doivent à la vaccine la conservation de leur beauté et celle de leurs enfants, liront peut-être, ne serait-ce que par reconnaissance, l'histoire de son intéressante découverte.

La vaccine est une découverte tout-à-fait française, et sans rien ôter au mérite du médecin anglais qui a le plus contribué à la faire connaître et à la répandre, la France peut réclamer l'idée mère de cette heureuse invention.

Rabaut-Pommier, habitant de Montpellier, remarquait un jour avec surprise que dans nos provinces méridionales on confondait sous un nom commun la petite vérole de l'homme, le claveau des moutons et les pustules qui se développent sur le trayon des vaches ; et passant de cette observation à l'idée que ces maladies pouvaient être identiques, il conçut la possibilité de transmettre l'éruption de la vache sur l'homme, au lieu de l'inoculation de la petite vérole elle-même. Le 18e siècle était loin encore de sa fin, c'était en 1781 ; l'inoculation était en faveur, et quoiqu'elle eût singulièrement mitigé les ravages de la petite vérole naturelle, elle n'était pas absolument sans danger pour ceux sur lesquels on la pratiquait, et sur cent individus il y en avait un encore auquel elle élait funeste ; les pustules de la vache étaient au contraire une maladie légère et très bénigne. Nul doute dans l'opinion de Rabaut-Pommier qu'il ne soit avantageux de l'inoculer à l'homme au lieu du virus variolique lui-même. Rabaut exprimait cette pensée en présence d'un négociant de Bristol nommé Irland, et d'un médecin anglais, le docteur Pew. Celui-ci ajouta qu'aussitôt qu'il aurait revu sa patrie, il proposerait à son ami Jenner ce nouveau genre d'inoculation. Dix-neuf ans après, les journaux annoncèrent que sur les vaches du Devonshire et du Sommerset, on avait trouvé un préservatif contre la petite vérole.

Rabaut se souvint alors d'une conversation que les deux étrangers avaient mise à profit; mais sa modestie ne lui permit point de revendiquer l'idée première d'une découverte que dans l'opinion commune on regarde généralement comme d'origine anglaise.

La critique de tous les savants s'attacha aussitôt à un fait de si haute importance, et soit le besoin de porter partout la lumière, soit plutôt cette secrète envie du cœur qui tend à dépouiller autrui de sa gloire, ou à la lui faire partager, on prétendit que la vaccine (c'est le nom qu'on lui donna) n'était point nouvelle, et qu'elle était mise en pratique chez les peuples les plus anciens et dans les pays les plus ignorés.

On trouve dans le *Sancteya-Grantham*, ouvrage sanscrit, attribué à d'Hauvantori, une description exacte de l'inoculation du virus vaccin.

On prouva qu'elle était pratiquée en Perse et dans l'Inde, et le célèbre de Humbold, dans son *Essai politique sur la Nouvelle-Espagne*, démontrait qu'elle n'était pas inconnue aux habitants de la Cordilière des Andes.

« On avait inoculé, dit-il, dans la maison du marquis de Valleumbroso, la petite vérole à un nègre esclave ; il n'eut aucun symptôme de la maladie. On réitera en vain l'opération, lorsque le jeune homme déclara qu'elle ne pouvait réussir, parce qu'en trayant les vaches dans les montagnes, il avait eu une sorte d'éruption cutanée, causée par le contact des pustules que l'on trouve quelquefois au pis de ces animaux. Ceux qui ont eu cette éruption, disent les pâtres des Andes, sont exempts de la petite vérole. Enfin d'autres documents attestaient que dans les contrées mêmes qu'habitait Jenner, qu'ailleurs encore, dans les pays riches en troupeaux, la Carinthie, le Holstein, le Mecklembourg, les bergers en trayant les vaches contractaient des pustules aux mains, et cette vaccination spontanée était regardée chez eux comme un préservatif infaillible contre la variole.

C'était une chose légitime sans doute que de rechercher ainsi la trace de la vaccine dans les temps anciens et dans des contrées lointaines : mais ce qui importe bien plus au bonheur des hommes, c'était de la propager.

Cette pensée ne pouvait être étrangère à un homme qui a consacré sa vie au bonheur de ses semblables ; le duc de la Rochefoucault, dont le nom se lie à toutes les idées généreuses, rapporta de la terre d'exil le bienfait de cette inoculation. Il associa à son utile entreprise Thouret, alors directeur de l'école de médecine, et, comme lui, plein de zèle pour le bien public. Par leurs soins une souscription fut ouverte, véritable mode de bienfaisance particulière et publique, dont le goût était encore peu répandu en France, à cette époque, et qui devint pour elle un nouveau bienfait.

Cette souscription fut bientôt remplie, et un comité central fut institué, au moyen duquel la vaccine se répandit promptement dans toute la France. L'administration publique ne resta pas étrangère à cette impulsion ; le préfet du département de la Seine fonda un hospice pour l'inoculation de la vaccine, et le conseil d'administration des hôpitaux de Paris se fit un devoir de protéger l'institution. Les plus grandes villes de France suivirent cet exemple ; et le comité, par ses nombreux envois de fluide vaccin, fournit à tous les besoins, et assura pour toujours la reproduction jusqu'à présent non interrompue de la vaccine.

Nous étions alors arrivés au mois de mars 1803 ; Hallé fit un rapport à l'Institut national, et celui que le comité des souscripteurs publia à la même époque, détermina le gouvernement à faire de la propagation de la vaccine un objet d'administration publique. En conséquence des mesures que l'on adopta, tous les grands établissements, les hôpitaux, les manufactures, les enfants trouvés envoyés dans les campagnes, les jurys de médecine, les sœurs de charité, les ministres des divers cultes concoururent sur tous les points de la France à y naturaliser la vaccine.

On mit également le plus grand prix à répandre ce précieux préservatif dans l'étranger : mais rien ne peut être comparé en fait de tentative pour sa propagation, au voyage entrepris autour du monde, par ordre du gouvernement espagnol. Charles IV voulut procurer à toutes les possessions de sa couronne situées au dela des mers et à beaucoup d'autres contrées ce bienfait inestimable. Le docteur Balmis, son premier chirurgien, partit de la Corogne emmenant avec lui vingt-deux enfants qui n'avaient jamais eu la petite vérole et qui étaient destinés à se transmettre le vaccin par l'inoculation successive pendant la durée du voyage.

La première station fut aux Canaries, la seconde à Porto-Rico, la troisième aux Caraques.

En partant du port de Gayra, une partie de l'expédition se dirigea vers l'Amérique méridionale, l'autre aborda à la Havane, et de là elle gagna le continent de l'Amérique du nord, et s'établit dans l'Yucatan. Alors le fluide vaccin fut porté du fond du golfe du Mexique jusque sur les bords de l'Océan-Boréal ; ce fut à travers un circuit de plus de quatre cents lieues, par des chemins difficiles, qu'il fut porté à Guatimala, à Ciudad-Real, Oxaca, à la Vera-Crux et à Mexico, rendez-vous général de toutes les branches de l'expédition.

On établit alors des comités de vaccine dont l'institution eut pour but la conservation du spécifique. Ce fut pour eux un dépôt sacré dont ils étaient responsables envers leur auguste souverain et les immenses populations du nouveau continent.

Les vaisseaux destinés pour le Pérou et l'Amérique méridionale n'accomplirent pas leur mission sans danger ; accueillis par une tempête dans la mer des Caraïbes, ils faillirent échouer à l'une des embouchures de la rivière de la Magdelaine; cependant par une protection spéciale de la Providence, ils furent sauvés et entrèrent à Carthagène. La vaccination s'y établit; on la porta à Panama ; tandis que d'autres personnes associées à cette mémorable entreprise, remontèrent le fleuve de la Magdelaine, et firent connaître la vaccine aux peuples de la Nouvelle-Grenade, à ceux du Pérou et du Chili.

La petite vérole disparut alors de ces contrées qu'elle dévorait.

Les Amériques jouissaient donc du bienfait de la vaccine depuis la baie de Baffin jusqu'au détroit de Magellan, et, par un de ces jeux singuliers de la fortune, les mêmes hommes qui avaient ensanglanté le Mexique et rendu exécrable le nom espagnol, ces mêmes hommes devenaient les bienfaiteurs de ces contrées, et lavaient l'opprobre de leur patrie par l'entreprise la plus gigantesque dont la philanthropie puisse s'honorer.

Qu'il me soit permis de le dire avec orgueil, c'est le zèle, le désintéressement de quelques médecins qui fut l'instrument de cette œuvre immense. Le docteur Balmis, des rivages du Nouveau-Monde, courut porter son trésor en Asie; il quitta la Nouvelle-Espagne avec vingt-six enfants, et, dans l'espace de deux mois, il traversa l'Océan Pacifique, et aborda aux îles

Philippines; là il propagea le fluide vaccin dans toutes les possessions de S. M. C., et concerta avec les autorités du pays les moyens d'étendre en Asie la sollicitude du monarque qui l'avait envoyé. Amis ou ennemis, tous les peuples y eurent une part égale. Le vaste archipel des îles Visayes était ravagé par la petite vérole; leurs chefs, accoutumés à une guerre perpétuelle avec les Espagnols, posèrent les armes, vaincus par la générosité d'un ennemi qui leur apportait la santé et la vie. Le docteur Balmis atteignit Macao et Kangton, et l'empire de la Chine dut à cet homme infatigable du vaccin frais et en pleine activité, résultat que les Anglais n'avaient pas obtenu en envoyant le virus par les vaisseaux de la compagnie des Indes.

Après avoir assuré, autant que les circonstances le permettaient, le succès de ses travaux, Balmis revint en Europe, il s'embarqua sur un vaisseau portugais qui toucha à Sainte-Hélène. Les habitants de cette île refusaient depuis huit ans le secours de la vaccine. Les exhortations et la persévérance de l'illustre voyageur triomphèrent de leur opiniâtreté. Enfin, après trois ans de fatigues et l'accomplissement d'un voyage autour du globe, il entra dans les eaux du Tage et revit la péninsule. Le 7 septembre 1806, il rendit compte à son souverain d'une mission dont le succès avait dépassé toutes les espérances.

Si jamais quelque chose était capable de concilier à la vaccine l'opinion des hommes, ce devait être cette immense entreprise conçue par un roi pieux et mise à fin par des hommes d'un savoir éminent. L'Italie, l'Allemagne, l'Angleterre accueillirent la vaccine comme un présent du ciel ; les Turcs eux-mêmes, ennemis de toutes les innovations, firent taire leurs préventions ignorantes devant ses succès. Moins raisonneurs, mais plus sages que nous, ils se rendirent à l'évidence des faits, et n'eurent pas comme nous l'ingratitude de douter de son efficacité, ou de la rendre responsable de tous les maux éventuels qui pouvaient atteindre ceux qu'elle avait conservés. En 1802, elle fut introduite dans le sérail par les soins du docteur Raini, et par ordre exprès du grand-seigneur.

Les Indes restaient encore, la vaccine y était connue; mais la renommée seule avait proclamé son nom et sa puissance. Malgré les efforts des anglais, on la désirait toujours sur les bords de l'Euphrate et du Tibre; elle y arriva enfin sur des lances d'argent pur, de vermeil et d'ivoire, et, grâce aux soins du docteur Décarro, un vaccin recueilli sur un enfant de Milan se développa sur un enfant de Bagdad; de là il fut porté à Ceylan, à Sumatra, à Bombay, tout le long de la côte de Coromandel, et enfin dans toute la presqu'ile de l'Inde, avec une promptitude qui surpassa l'empressement de presque tous les peuples de l'Europe.

Après de tels exemples, et au milieu des acclamations du monde entier, les adversaires de la vaccine devraient être négligés et inaperçus; mais l'art de guérir ne s'applique pas seulement à ces lois d'hygiène publique et à la conservation des masses, il a aussi pour objet le salut des individus isolés. Il a donc paru convenable de rechercher quel reproche on pouvait faire à la vaccine, et par quel raisonnement on pourrait convaincre jusqu'au dernier de ses détracteurs.

Quand nos prédécesseurs ont considéré la simplicité de la vaccine et ses inconcevables résultats, ils ont vu dans cette comparaison je ne sais quel mystère inexplicable d'où naquit l'incrédulité de beaucoup d'entre eux. Comment, en effet, concevoir que quelques pustules sans douleur et sans fièvre neutralisaient les attaques d'un mal aussi redoutable que la peste, qui sévissait d'ordinaire contre la partie la plus faible et la plus nombreuse de l'espèce humaine, qui n'épargnait personne, qui détruisait, dans les temps ordinaires, le dixième de ceux qu'elle attaquait, et faisait à la beauté une guerre impitoyable. Ce fléau, s'il faut le nommer, était la variole, et dans les temps où elle sévissait avec le plus de fureur, l'épidémie était tellement meurtrière qu'elle suspendait le cours de toutes les relations sociales, celui de la justice, de l'administration publique, et, semblable à la peste d'Orient, elle menaçait la société d'une prochaine dissolution.

Cependant il fallut bien accepter la conviction, quand on vit les vaccinés braver impunément les épidémies varioleuses, coucher avec des enfants atteints de petite vérole, se soumettre à l'inoculation, et demeurer réfractaires à l'action du virus.

Mais, tel est le sort de tout ce qui appartient à la conservation de l'enfance, que le plus riche des présents que la médecine ait fait aux hommes, ait dû subir lui-même la légèreté de leurs jugements. La vaccine, répandue en Europe depuis plus de 60 années, a toujours été en butte aux propos détracteurs et soumise à une critique ingrate autant qu'elle est peu judicieuse.

Aujourd'hui elle est accusée de ne pas préserver constamment des atteintes de la petite vérole, et dans le temps où j'écris elle s'est montrée, du moins en apparence, plus souvent faillible.

On a dit que la puissance du virus vaccin s'atténuait par des transmissions trop multipliées, et qu'il fallait de nouveau le puiser à sa première source.

On peut voir d'après l'observation des faits, que la vaccine ne s'est nullement altérée dans sa source depuis plus de 60 ans, c'est-à-dire, depuis qu'elle a été pratiquée dans Paris. En comparant les descriptions qui ont été faites depuis 1823 jusqu'en 1828, on les trouve tellement identiques qu'elles semblent avoir été copiées sur le même texte. Si on examine les dessins coloriés qui représentent l'image de la maladie dans toutes les phases, ils sont parfaitement semblables.

Mises en regard, il est impossible de trouver quelque différence appréciable entre des figures dessinées à des époques différentes et très éloignées.

M. G. de Claubry comparait un dessin colorié que M. Husson fit paraître en 1803, un autre dessin exécuté en 1840 sous la direction d'Anet, un des plus zélés porpagateurs de la vaccine, avec une troisième image exécutée en 1829 par M. Barry, médecin de Besançon, le plus simple examen a suffi pour convaincre que la pustule vaccinale était à ces diverses époques ce qu'elle est aujourd'hui ; rien n'a été changé dans ses conditions phénoménales après un si long espace de temps.

Quand on puise le vaccin à sa source première, aux pustules de l'espèce bovine, la phlegmasie pustuleuse qui résulte de sa transmission offre quelques modifications de grandeur et d'intensité ; mais peu à peu sa transmigration sur l'homme imprime aux boutons un caractère d'atténuation rapide d'abord, ensuite stationnaire ; tels ont été du moins les résultats de l'inoculation du Cowpox, opérée en 1836 sur une femme de Passy. Quelques mois après, les pustules dont le virus remontait à cette première source, n'étaient plus ce qu'elles avaient été dans la première semaine, elles étaient parfaitement semblables à toutes celles qu'on observait antérieurement à cette prétendue régénération.

Nous voulons exprimer notre pensée sur la nature de la vaccine.

La vaccine est une petite vérole aussi, mais simple et discrète au plus haut degré.

Appartenant à une espèce différente de l'homme, elle ne peut se développer spontanément chez lui.

Petite vérole par sa nature, elle conserve le privilége de n'atteindre qu'une fois le même sujet et de le préserver de toute atteinte nouvelle, comme si elle eût été la variole elle-même dans toute sa fâcheuse intensité. Tout dans son développement, jusqu'à la cicatrice qui la suit, atteste la similitude entre le vaccin et le virus varioleux. Il est bon que cette idée devienne commune, afin de lever les scrupules de ceux qui croient la petite vérole nécessaire à l'épuration du sang.

Si la petite vérole s'est montrée chez quelques individus vaccinés, il est probable que chez la plupart la vaccination avait été imparfaite. Nous avons dans un autre ouvrage (1) signalé les causes qui peuvent en altérer la force préserva-

(1) *Traité sur les maladies des enfants*, page 357.

trice ainsi que les moyens de les éviter. Ces explications appartiennent trop à la médecine proprement dite pour que nous les rappelions ici.

On a signalé aussi des individus bien vaccinés et qui ont repris la petite-vérole, mais il fut prouvé que cette rare exception se rencontrait une fois sur quatre mille, encore les conséquences qu'on en voulait déduire étaient atténuées par plus d'une considération ; l'épidémie était violente, et son intensité pouvait dompter une organisation disposée à la variole, et que la vaccine n'avait qu'imparfaitement préservée ; chez de tels sujets la variole était faible, et la vaccine n'était pas pour rien dans cette atténuation d'un principe meurtrier pour tant d'autres. Un autre reproche plus grave, et le plus impie de ceux qu'on adressa à la vaccine, c'est celui d'avoir donné naissance à des maux inconnus jusqu'alors, et qui sont venus grossir la liste des infirmités de l'enfance; le croup, les angines couenneuses de la trachée et du pharinx, l'hydrocéphalite aiguë; cependant, on peut l'attester, ces maladies ne sont point nouvelles, seulement elles sont mieux connues; et la vaccine qui conserve tous ceux que la petite vérole eût détruits, naturellement ne les soustrait pas aux maladies éventuelles auxquelles la mort les aurait enlevés.

Enfin on a dit encore que l'on devait à la vaccine cette exubérance de population dont s'inquiètent quelques esprits chagrins ; pour qu'elle obtînt leurs suffrages, il faudrait qu'elle ne fût pratiquée que sur un certain nombre d'individus parmi lesquels ils s'inscriraient les premiers ; mais il n'en est point de la vaccine comme des autres richesses, elle appartient également à tous et ce motif pour lequel ils la répudient, est celui qui en relève le prix aux yeux des hommes.

Si ce que je viens d'écrire a pu persuader une jeune mère, elle acceptera la vaccine comme un gage de la conservation de son fils, elle s'empressera de l'offrir à cette épreuve salutaire, comme autrefois les femmes de la Grèce allaient dévouer leurs enfants aux autels des dieux conservateurs de la santé.

Peu importe l'âge de l'enfant ; inoculé dans les premiers jours de la naissance, le fluide vaccin est aussi efficace que dans tout autre moment ; seulement il convient d'attendre que l'ictère habituel des nouveau-nés soit dissipé : on choisit d'habitude les journées douces du printemps et de l'automne, pour éviter l'acuité que la chaleur ou le froid rigoureux imprime à l'inflammation des pustules dans d'autres saisons. Cependant si la petite vérole était aux portes d'une habitation, si elle atteignait autour de nous les enfants du voisinage, on ne tiendrait nul compte de ces précautions, et on vaccinerait l'enfant pour éviter une plus terrible chance.

La vaccination est une opération sans art, j'ai toujours désiré, pour qu'elle se propageât plus aisément, et pour le bonheur de l'humanité, que sa pratique devînt vulgaire. Les mères, les nourrices elles-mêmes peuvent s'en charger : il suffit de quelques notions très-simples et faciles à acquérir pour reconnaître d'abord la vaccine vraie d'avec une fausse vaccine qui ne préserverait pas, et ensuite le moment où le bouton a atteint une maturité convenable pour fournir un fluide propre à une nouvelle inoculation.

Pour vacciner un enfant, il suffit d'ouvrir avec la pointe d'une lancette un bouton de vaccin, de recueillir la gouttelette du fluide qui s'en échappe sur la lame de l'instrument, et de l'introduire sous l'épiderme au moyen d'une légère piqûre.

La lancette doit être aiguë, car si elle ne pénètre sous l'épiderme qu'avec effort, il en résulte une petite inflammation qui détériore le virus, et l'empêche de se développer. On répète cette insertion du fluide vaccin jusqu'à trois ou quatre fois à chaque bras. Trois ou quatre jours s'écoulent, sans qu'on remarque aucun travail dans la partie vaccinée ; c'est là la période d'inertie; à dater de cet instant les pustules se développent, et vers le commencement du huitième jour après l'insertion , elles offrent un bouton formé d'une auréole rougeâtre qui s'étend plus ou moins dans le tissu de la peau environnant, d'un bourrelet de couleur grisâtre. argenté, renfermant le fluide, qui est dans cet instant propre à être transmis à un autre sujet : enfin d'une dépression centrale dont la teinte est un peu plus foncée que celle du bourrelet. Cette période se nomme période d'inflammation.

La troisième commence le onzième jour; le bourrelet jaunit et ne renferme bientôt plus que du pus au lieu de fluide vaccin ; l'auréole pâlit, la dessiccation survient et marche du centre à la circonférence ; et le bouton se convertit en une croûte saillante qui se détache et tombe vers le vingt-trois ou vingt-quatrième jour.

Telle est la marche de la vraie vaccine; celle qui ne l'est pas est bien plus prompte, et huit jours après l'insertion, tout a déjà disparu. Cette rapidité de marche, si différente de la précédente, est essentielle à noter; elle suffit seule pour apprendre aux mères à connaître la vaccine qui serait fausse, et celle qui peut leur inspirer de la sécurité.

Il est bon aussi d'insister sur le caractère du fluide vaccin; quand il est à sa juste maturité, il doit être transparent, mais légèrement visqueux; quand il est limpide comme des larmes et sans plus de consistance, il n'est point encore bon; quand il est devenu jaune et purulent, il ne l'est plus. Ces simples notions suffisent à toute personne étrangère à l'art de guérir, qui voudrait pratiquer l'inoculation de la vaccine : espérons qu'il viendra un temps où elle sera généralement adoptée; dès-lors la petite vérole disparaîtra de l'Europe, et la vaccine elle-même deviendra inutile.

Nous ne connaîtrons alors l'histoire de la petite vérole que comme celle de la lèpre et de la peste d'Orient. La masse de maux qui nous affligent sera moindre, et la postérité devra la sécurité dont elle jouira au zèle et au désintéressement de la médecine.

CHAPITRE VI.

DEUXIÈME ENFANCE.

Les dents de lait sont les caractères physiques de la deuxième enfance; le temps qu'elles mettent à percer les bords alvéolaires et les gencives, celui de leur durée, l'époque de leur chute et de leur remplacement par les dents de seconde formation, forment donc une période comprise entre la deuxième et la neuvième année de la vie ; c'est dans cet espace de temps que se dessinent les traits particuliers à la deuxième enfance ; c'est aussi à la septième ou huitième année que se rapportent les préceptes qu'il nous reste à tracer dans cet ouvrage. Nous ferons remarquer seulement qu'entre les deux périodes de la vie, première et seconde enfance, il n'y a pas de limites matériellement tracées ; que la seconde se déduit de la première par de lentes et insensibles transformations, et que sa propre terminaison se fondant aussi d'une manière graduelle, tous les traits n'en sont pas effacés dans les premières années de l'adolescence. C'est pourquoi il nous sera difficile à nous-même de nous maintenir exactement inscrit entre ces deux imperceptibles limites, sur la physiologie de cet âge et sur les principes de son hygiène.

Maladies propres à la deuxième enfance.

Disons d'abord que la chance de mortalité diminue. Si dans la première année la proportion annuelle des morts aux vivants était de 1 à 4, elle est de 1 à 20 dans la troisième, et de 1 à 100 dans la huitième ou neuvième.

Ce n'est pas cependant que la seconde enfance soit exempte de maladies ; bien au contraire, la force plastique étant dans toute son énergie à cette époque d'accroissement rapide et de nutrition, elle peut se dévier souvent ; elle va même à cet âge jusqu'à faire naître des organisations parasites ; c'est pour cela que l'enfant est dans l'âge des vers intestinaux ; les lombrics, les ascarides, et les insectes qui se développent sur la tête, sont une des infirmités de l'enfance.

Le développement graduel de la respiration rend le sang plus artériel et accroît la calorification ; eh bien ! à côté de ce progrès se montre un autre danger, les maladies fébriles sont communes, les congestions vers la tête se mêlent à la plupart des inflammations; et quand la fièvre éclate, l'enfant rêve et parle à haute voix pendant le sommeil et délire facilement.

Les inflammations de l'oreille se transmettent aisément au cerveau, et cet organe lui-même, vers l'âge de trois ans, est plus que dans d'autres temps exposé aux phlegmasies essentielles.

C'est aussi dans l'enfance que règne la scarlatine, la rougeole, la petite vérole, et à côté de ces éruptions aiguës se placent les éruptions chroniques, la teigne, les croûtes laiteuses.

Les affections inflammatoires ont de la tendance à se terminer par des sécrétions anormales ou régulières, rarement on en obtient la résolution.

Ainsi tout phlegmon tend à la suppuration : les angines, les laryngites se terminent par le croup avec sa membrane albumineuse, les congestions ou fluxions cérébrales par l'épanchement dans les ventricules.

Des scrophules et le rachitisme appartiendront encore à cet âge.

Il suffit que la force plastique ne soit pas toujours en harmonie avec le type de l'âge, et s'arrête à un degré qui appartient à la première enfance : alors une surabondance de parties aqueuses, un défaut de sels terreux n'amènent qu'une ossification imparfaite, un tissu trop mou qui se courbe sous le poids du corps et cède à la traction des muscles, les glandes lymphatiques s'engorgent par le fait de cette nutrition imparfaite, la fibrine se développe incomplètement, et le système musculaire reste faible et chétif : tels sont les écueils dont cette période est semée.

Cependant si l'enfance douée d'une bonne nature, d'une heureuse organisation, trouve dans les soins dont on l'entoure tout ce qui peut favoriser son développement, si on écarte d'elle tout ce qui peut arrêter son essor, elle échappe à ces fâcheuses déviations, et l'observateur attentif peut chaque jour constater ses progrès.

Développement. — Croissance.

La couleur de la peau prendra d'abord un ton plus ferme, les cheveux commenceront à revêtir une teinte plus foncée vers la troisième année, et acquerront vers la huitième la couleur qu'ils conserveront toujours; il en est de même de l'iris, elle atteint de bonne heure la couleur et l'éclat dont l'œil brillera définitivement.

Le progrès de l'ossification caché par l'épaisseur des muscles ne peut se révéler à la vue: cependant chacun peut reconnaître que ce point de la tête des enfants, situé à la partie supérieure du crâne, et qui jusqu'à deux ans était resté mou et membraneux, s'ossifie et complète ainsi la solidité de la cavité cranienne, c'est là ce que nous appelons l'ossification de la fontanelle.

Il faut que nos lecteurs soient avertis que partout ailleurs le système osseux est le siége d'un travail semblable, que les os de l'épine dorsale, ceux des membres, ceux des cavités splanchniques sont encore divisés en pièces diverses qui tendent peu à peu à se souder. On comprend ainsi que la rectitude et la solidité du squelette dépend de la régularité de ce travail, et que les difformités de la taille, les pieds bots, les incurvations vicieuses des membres résultent de tout ce qui peut le contrarier. Les muscles suivent le système osseux dans sa marche. — Tant que les os ne peuvent porter le poids du corps sans danger, les muscles fléchisseurs sont les plus forts, et l'enfant n'ose et ne peut se dresser; mais peu à peu les extenseurs prennent de l'énergie, et l'enfant devient apte à se tenir debout.

La force motrice en s'accroissant se met d'abord aux ordres de la volonté; les muscles qui président à certaines excrétions en subissent les premiers la loi. Ainsi l'enfant contient les efforts instinctifs de la vessie et de l'intestin, et demande à satisfaire ses besoins.

Plus tard il se hasarde à vouloir quitter sa mère, il passe de ses bras sur le sol, et s'exerce peu à peu à changer de place. Il cesse de crier pour exprimer ses désirs, il balbutie des mots: le cri fait place au langage; dans ces deux ordres de phénomènes, on voit poindre le sentiment intime de la force physique et l'aurore de la vie intellectuelle.

Rester debout en se tenant par les mains à un corps solide, chercher à changer de place sans but déterminé, courir ou plutôt se précipiter en vertu de l'énergie intérieure qui le domine, voilà ses premiers efforts de locomotion.

Plus tard, à sa troisième année, il apprend à régler ses efforts, il marche, mais avec circonspection, il a la conscience des difficultés de la marche, il se souvient des dangers de la chute.

La vie intérieure qui tend à se manifester au dehors provoque la parole.

Reconnaissant sa nature spirituelle dans les autres, l'enfant cherche à leur ressembler par l'imitation des sons, cependant il ne se laisse pas dominer entièrement par l'imitation, et il accommode les mots qu'il entend à la force et à l'imperfection de ses organes.

Le langage de l'enfant ne reproduit d'abord que ce qu'il comprend, ce sont des choses simples qu'il traduit par un seul mot, monosyllabe ou dyssyllabique.

A la fin de la seconde année, il associe quelques mots ensemble, il ne se borne plus à l'expression d'une idée, il sait lier déjà un sujet avec un attribut, il saura construire une phrase en mettant un substantif avec l'infinitif d'un verbe, avec un adjectif; plus tard enfin il commence à discourir, c'est-à-dire qu'il exprime une série de pensées.

Sa langue est souvent trop pauvre pour exprimer tout ce qu'il désire, tout ce que demande son active curiosité; peu à peu enfin toutes les parties d'oraison entrant dans son vocabulaire, la faculté de parler lui est complètement acquise vers sa cinquième année.

Le caractère de l'enfant est empreint de légèreté et de gaîté, souvent son allégresse va jusqu'à l'extravagance, et il a à s'attrister et à pleurer une grande facilité.

Imparfait au moral comme dans sa structure physique, l'enfant marche d'un pas chancelant sur la ligne qui sépare le bien d'avec le mal; mais l'éducation est là, prête à diriger vers le bien tous les dons que la nature a faits à l'homme; il n'en est parmi eux aucun qui ne soit destiné à le rendre bon, juste et heureux : s'il en est autrement, c'est que la source des bonnes qualités s'est altérée.

On comprend que l'égoïsme l'emporte encore sur le sens moral chez l'enfant qui ne comprend point ses rapports avec un ordre plus élevé.

Si nous le voyons tourmenter les animaux, cette dureté apparente disparaît plus tard dans un sentiment de sympathie général, elle se change en supériorité, en force et non en cruauté.

S'il lutte contre tout obstacle, s'il s'insurge contre toute nécessité, son caprice deviendra fermeté et persévérance. Son désir de s'emparer de tous les jouets, de tout ce qui est à sa portée n'est que le germe de ce besoin d'acquérir que l'homme a reçu pour le bien-être de son existence; pour occuper la vive énergie de sa jeunesse et de son âge mûr, pour donner à son dernier âge sécurité et repos.

S'il pleure quand on dérange les objets qui lui appartiennent, en cela c'est l'amour de l'ordre qui commence à poindre en lui; ainsi toutes ces actions, même celles que dans la pratique de l'éducation on a l'habitude de punir, soumises à l'analyse du raisonnement, se rattachent à une qualité heureuse qu'il faut développer et dont il faut aussi empêcher la corruption.

La différence des sexes échappe d'abord à l'œil peu attentif, mais bientôt on reconnaît que le garçon est toujours, physiquement, plus développé que la fille du même âge: le pied et la main, la mâchoire, les membres prennent un accroissement proportionnel plus considérable.

L'un aime les jeux bruyants, les mouvements violents, son courage et sa force musculaire s'exercent dans les jeux qui simulent les actes de la vie relative, le garçon s'empare déjà par avance du gouvernement des choses de ce monde.

La petite fille, au contraire, rappelle dans ses jeux la vie intérieure de la maison, elle joue à la poupée, elle soigne les petits enfants, elle les veille, elle se fait leur mentor.

Moins forte physiquement, la petite fille est

au moral plus avancée ; la nature a mis plus près d'elle le but qu'elle doit atteindre ; aussi la jeune fille est-elle plus précoce, elle apprend avec facilité, se montre docile et réfléchie, elle saisit des nuances délicates auxquelles le garçon du même âge ne comprend rien encore.

Ces observations ne sont pas sans importance, elles révèlent à l'œil attentif, par des signes extérieurs, les phénomènes obscurs du développement des enfants, elles indiquent ce que l'éducation peut demander à l'enfance ; elles signalent les besoins et l'opportunité des méthodes qu'on a coutume d'employer. On ne doit point oublier, en effet, que les divers organes dont notre corps se compose ont tous besoin d'exercice, mais pas toujours et pas toujours également, le cerveau lui-même a besoin de culture, et il ne faut pas croire que s'il était abandonné à lui-même, au mépris et au détriment des facultés de l'esprit, cette inaction forcée tournerait au profit des forces physiques ; la langueur des forces sur un enfant élevé dans l'oisiveté disparaît au contraire avec la règle et l'activité des premières études. Le principe qui doit gouverner l'éducation repose sur l'exacte observation du raisonnement : on excite alors les systèmes et les appareils d'organes qui sont en retard, on évite de mettre trop en action ceux dont le développement est trop précoce ; on prescrit les exercices du gymnase à l'enfant intelligent et studieux, qui a besoin d'exercer ses forces musculaires ; on fatigue par l'action de la marche celui qui grandit trop vite, on développe la poitrine d'un troisième en l'exerçant à la déclamation. Mais pour déterminer l'emploi de tels moyens, il faut observer les enfants et bien apprécier les phénomènes de développement dont nous avons tracé l'histoire abrégée ; joignons à ce que nous avons dit le tableau de l'accroissement du corps dans la deuxième période de l'enfance, considéré sous le rapport des dimensions et de la masse tout à la fois.

On trouve après de nombreuses comparaisons les rapports suivants de taille et de poids avec les années successives des enfants des deux sexes.

CHEZ LES GARÇONS.

Taille. — Mètres.		Poids. — Kilog.
2 ans, 0,81	——	12,00
3 ans, 0,90	——	13,03
4 ans, 0,95	——	15,18

5 ans,	1,05	——	17,00
6 ans,	1,10	——	19,00
7 ans,	1,14	——	24,00

CHEZ LES FILLES.

	Mètres.		Kilog.
2 ans,	0,81	——	11,37
3 ans,	0,86	——	12,59
4 ans,	0,94	——	13,89
5 ans,	1,00	——	15,33
6 ans,	1,05	——	17,09
7 ans,	1,10	——	18,74

Le développement matériel du cerveau précède celui de ses fonctions. Aussi la masse du cerveau et le volume de la tête sont considérables chez les enfants ; son rapport avec le reste du corps est comme de 1 à 4,50, après la première année et encore de 1 à 6, après la cinquième; la structure entière du cerveau se développe donc avant que l'organe ne fonctionne parfaitement. De là, les maladies du cerveau, communes à l'enfance; de là, les dangers d'une éducation intellectuelle trop précoce.

Les bosses du front font saillie chez le jeune enfant et surplombent la face, ce qui est dû au peu de développement des cavités nasales; l'étroitesse de ces cavités explique pourquoi chez les jeunes sujets le mucus des narines s'échappe si facilement par le nez.

Les mâchoires d'un enfant nouveau-né mesurées de l'angle au menton s'étendent dans la première année très rapidement, elles ne font ensuite jusqu'à l'âge de 7 ans que des progrès lents, de sorte que les dents qui remplacent les dents de lait, plus nombreuses et plus grosses que celles-ci, ont peine quelquefois à se placer et se dévient de la rectitude de leur arrangement.

La poitrine depuis la clavicule jusqu'à la douzième côte s'élève dans le cours de la deuxième enfance de 0,10 centim. à 0,18.

La circonférence de la poitrine est de 45 cent. à 1 an, et de 50 à 2 ans.

La largeur des épaules s'est accrue dans le même temps de 10 centimètres à 24.

Les poumons se sont développés, mais le larynx et la trachée artère continuent d'être étroits; de là résulte l'explication de la voix aiguë des enfants, les dangers permanents du croup, la nécessité d'exercer la voix pour en développer l'organe.

Le ventre subit des changements que l'œil de l'observateur peut saisir; il est, toute proportion gardée, moins volumineux que dans la première enfance; mais les changements importants se passent surtout dans le tube intestinal.

Les forces musculaires de l'estomac s'accroissent à mesure que l'enfant prend des aliments plus difficiles à digérer; la longueur du tube intestinal grêle se montre aussi comme moyen de les soumettre pendant un plus long espace à l'action digestive assimilatrice.

Les glandes salivaires et pancréatiques prennent plus de volume, versent sans doute une salive plus abondante, élément nécessaire des digestions devenues plus actives et plus laborieuses; enfin le cœcum et le gros intestin, réceptacle des résidus, s'approchent du volume qu'ils doivent avoir chez l'adulte; aussi les déjections alvines deviennent moins fréquentes à mesure que l'enfance marche vers la jeunesse.

Ce sont les membres inférieurs qui l'emportent par l'activité de leur développement sur les membres thorachiques.

On conçoit, en effet, que les mains, instruments de l'intelligence et de l'industrie humaine, demandent un travail de perfection plus lent et plus complet que les membres pelviens, colonnes de sustentation et leviers énergiques, mais dont la fonction appartient uniquement à la force et au mouvement.

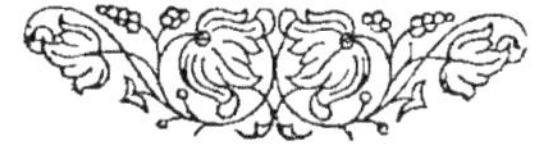

CHAPITRE VII.

LA BONNE D'ENFANT.

—

L'enfant quitte le sein de sa mère ou de sa nourrice pour passer entre les mains d'une bonne, il faut la choisir bien ; ce point mérite toute l'attention des parents.

L'enfant qui vit sous sa loi en recevra ses premières impressions. Il ne faut pas oublier que le pouvoir de l'imitation est une force irrésistible à son âge, et que l'enfant reproduira dans son maintien et dans son langage, dans les traits mêmes de son visage les habitudes de ceux qui l'auront élevé. Après s'être assuré des mœurs d'une fille à laquelle vous confiez la garde d'un enfant, il faut encore la choisir d'un visage agréable, que son regard soit droit, le son de sa voix doux, la prononciation distincte, qu'elle n'ait aucun accent, que ses manières soient aisées ; du reste elle doit être douée d'un bon caractère, incapable de s'irriter contre les caprices ou les cris de son élève, adroite dans les moyens de l'apaiser.

Sommeil.

Un des premiers changements à introduire dans l'hygiène qui appartient à la seconde enfance concerne le sommeil. Nécessaire pendant les premiers temps de la vie, le sommeil devient moins long et moins impérieux à mesure que l'enfant avance en âge ; à la fin de la première dentition il ne doit plus dormir dans le jour.

Cependant lorsque l'enfant est en travail de dentition, la douleur qui le fatigue, l'affaiblissement qui en résulte et qui lui enlève toutes les forces musculaires, fait assez comprendre que le sommeil pour lui est essentiellement réparateur ; la douce chaleur de la peau, son état halitueux indique l'activité prédominante du système sanguin périphérique. Les actes de la vie plastique ne sont point arrêtés par l'excitation des sens et s'accomplissent mieux pendant le sommeil ; il faudrait se garder dans cette circonstance d'empêcher l'enfant de dormir autant qu'il le veut, et de nuire ainsi à sa réparation.

La promenade si utile au développement de l'enfant peut souffrir de cette nécessité ; il peut arriver que les belles heures du jour s'écoulent pendant le moment du sommeil. Ce n'est pas pour nous une raison de l'éveiller, et nous sommes plus loin encore de permettre qu'on le porte à l'air tout endormi.

Nous le répétons pour justifier notre opinion à ce sujet, le système sanguin périphérique éprouve à ce moment une activité très prononcée, que l'impression de l'air peut comprimer, et par cette perturbation préparer à l'intérieur les germes de quelques maladies graves.

Hors les cas de travail de dentition ou de quelque fatigue, quelle qu'en soit l'occasion, l'enfant qui a accompli sa deuxième année ne doit guère dormir de jour ; le cerveau ne se développerait point assez lui-même, et son influence manquerait aux autres organes, l'enfant serait faible et chétif ; mais sa condition d'enfance livrée à la force d'accroissement exige pourtant un repos plus long que celui des adultes. On doit donc coucher les enfants de bonne heure, on ne doit les conduire à aucune fête, aucun spectacle qui puisse être l'occasion d'enfreindre cette règle.

Le bercement de l'enfant doit être interdit. c'est au moins une habitude mauvaise si toutefois ce mouvement ne porte pas une action fâcheuse sur le système nerveux, la répétition de cet acte qui agit sur le cerveau, peut à la fin modifier la sensibilité des nerfs, et disposer les enfants aux spasmes, aux convulsions, aux accidents cérébraux.

Si l'on compare les effets du bercement dans le jeune âge avec les résultats tout opposés des excitations vives, on demeurera convaincu de la susceptibilité exquise de l'organe cérébral. Le mouvement et le bruit monotone du berceau endort et assoupit l'enfant, l'excitation produite par les jeux, la veille, l'éclat des lumières, tiennent l'enfant éveillé et le jettent dans un état d'exaltation qui ne serait pas sans danger si de telles causes étaient de longue durée ou répétées fréquemment. Il est donc convenable de ne point animer les enfants par des jeux bruyants, surtout vers l'heure destinée à leur repos.

Nous avons dit, en parlant de l'enfant qui est à la mamelle, qu'il ne doit point dormir sur les bras de sa mère. Il faut aussi défendre aux bonnes d'endormir leurs élèves sur leurs genoux ; ils y reposent mal, les muscles éprouvent la courbature qui résulte d'une position gênée, et comme les enfants plus jeunes, ils ne veulent plus dormir dans leur lit, et imposent à ceux qui les soignent un surcroît de peine et de fatigue. Souvent les mauvaises habitudes se rattachent à quelques indispositions, on a cru y trouver les moyens d'alléger la douleur de l'enfant, mais il faut bientôt revenir à la règle invariable de l'endormir dans son lit, règle aussi salutaire à l'enfant souffrant et délicat qu'à celui qui est en santé parfaite.

Chambre des enfants.

Dans cette chambre, qui doit être saine et bien éclairée, on placera les meubles nécessaires ; on doit proscrire les chaises qui sont montées sur des roulettes et qui manquent de stabilité ; nous proscrivons aussi les chaises à bras qu'on ferme intérieurement d'une petite tablette disposée pour les jouets ; les enfants y sont enchâssés, et si on évite par là les chutes, les points d'appui qu'offrent de tels siéges, ont l'inconvénient de déformer le bassin, et la colonne vertébrale se vicie par une trop longue station dans la même position.

Il convient que les chaises soient solidement établies et ne se renversent pas facilement ; il en est de même des tables et des autres objets que, dans ses mouvements irréfléchis, l'enfant pourrait attirer sur lui et s'exposer ainsi à quelques contusions.

Promenade.

Dans la première année de la seconde enfance, le seul moyen qu'on ait de faire faire aux enfants un exercice salutaire, est de les conduire à la promenade et de les laisser en plein air s'ébattre en toute liberté. C'est là la partie la plus importante de la tâche qui est confiée aux bonnes d'enfants.

Le bien qui résulte pour les petits enfants de l'action de l'air pur, d'une respiration large, libre, abondante en principes propres à artérialiser le sang, est incontestable ; nous croyons cependant qu'il faut user de ce moyen avec une certaine mesure.

Quand la température est douce, l'air sec, les enfants peuvent passer au dehors la plus grande partie du jour ; le froid sec, quand il n'est pas rigoureux, peut encore être bravé au moyen des vêtements chauds et des tissus de laine ; on choisit d'ailleurs les moments du jour où les rayons du soleil pénètrent l'atmosphère. Mais si la terre est humide, le ciel pluvieux ou chargé de brouillards et de vapeurs aqueuses, peut-on soumettre l'enfance débile à une telle influence? — Quelques personnes croyent qu'on doit accoutumer les enfants à braver les intempéries et les variations atmosphériques ; c'est une erreur qu'on ne pratiquera pas impunément. L'homme, dont les organes ont accompli leur période de développement, peut insensiblement se raidir contre les attaques d'une température hostile, et finit par y être insensible ; mais chez l'enfant il y a un autre ordre de mouvements que ceux qui appartiennent à la sensibilité générale, ce sont ceux qui président à l'accroissement du sujet, aux développements divers qui s'exécutent avec rapidité dans le premier âge.

Le froid, le froid humide surtout, arrête ce développement et contrarie la force plastique. On le remarque bien évidemment sur les plantes qu'on a soin de mettre à l'abri dans leurs serres ; tout chacun le reconnaît à l'égard des animaux domestiques qu'on ménage avec tant de soin quand ils sont jeunes, et qu'on enveloppe de couvertures pour les préserver du froid :

et l'on ose conseiller de n'en tenir aucun compte quand il s'agit de l'enfance de l'homme ! On oublie donc que l'homme aussi a des dents qui se développent avec douleur, que son accroissement à lui est le plus lent et le plus difficile entre tous, et qu'enfin la perturbation portée dans les efforts que déploie la vie, donne lieu à des maladies graves, souvent mortelles : c'est dans de telles affections que la pathologie s'obstine à ne trouver que des causes physiques toutes extérieures; et cependant, il n'est pas difficile de le comprendre, leur essence réside essentiellement dans l'arrêt, le trouble ou la déviation de ces mouvements de la vie qu'on a imprudemment contrariés.

Notre opinion sur la conduite à tenir à l'égard d'un sujet aussi important, se formule en peu de mots : que les enfants soient toujours à l'air quand la température est agréable et douce. qu'ils soient toujours dans la maison quand le mauvais temps, la chaleur trop forte ou le froid rigoureux en font une loi dont le simple bon sens reconnaît l'autorité.

Pour les enfants qui vivent à la campagne, qui ont à leur disposition des sites agréables, des jardins ou des parcs, le précepte est aisé à suivre. Dès qu'un rayon de soleil a séché la terre, on conduit l'enfant au dehors, on n'a qu'un seul pas à faire, et l'isolement des campagnes n'exige nulle perte de temps, nuls préparatifs de toilette.

Dans les villes, les heures favorables à la promenade sont plus rares, les rues sont plus lentes à sécher, et les places ou les jardins publics sont à des distances quelquefois éloignées.

On s'accommodera aux circonstances et on n'oubliera pas que plus les occasions de faire sortir les enfants seront rares, plus on doit mettre de soin à user de toutes celles qui se présenteront convenables.

On sera plus atentif encore dans la mauvaise saison ; à mesure que les beaux jours nous échappent, les enfants se trouvent plus souvent confinés dans leur demeure ; mais dans les climats doux et quand l'hiver n'est point rigoureux, on peut souvent trouver des moments favorables entre le milieu du jour et quatre heures du soir.

Dans la saison chaude, à moins d'avoir la protection d'ombrages épais, il faut éviter de sortir à la chaleur du jour, on préfèrera la matinée et la première heure de la soirée ; mais ce qu'on doit éviter par dessus tout, ce sont les heures humides du soir, la rosée que le serein répand dans l'air, à la suite des grandes journées de l'été et dont l'enfance a ressenti l'influence. Cette subite refrigération sur la peau produit chez les enfants les angines couenneuses, le croup, et souvent aussi des points pleurétiques qui mettent en danger leur frêle existence.

Les adultes mêmes éprouvent de l'influence du soir de fâcheux effets ; quand ils ont l'imprudence de s'abandonner au plaisir, d'en savourer les douceurs, de s'asseoir pour respirer le frais après la chaleur du jour, il en résulte quelques courbatures, quelques névralgies dentaires : mais pour les enfants, les inconvénients en seraient autrement graves, et nous n'hésitons pas à prescrire de les rentrer toujours immédiatement après le coucher du soleil.

Il faut se garder de croire qu'on puisse suppléer aux promenades et faire prendre l'air aux enfants avec avantage en les plaçant aux fenêtres de leur chambre.

C'est parfois un amusement pour les bonnes d'enfants que le spectacle du mouvement de la voie publique; mais pendant cette distraction, les courants d'air atteignent les enfants aux oreilles, aux dents, et leur causent ensuite de douloureuses inflammations.

J'aj toujours vu les jeunes enfants placés aux fenêtres dans des temps déjà froids, soit pour assister à quelque spectacle public, soit pour voir passer des mascarades, en être plus ou moins gravement incommodés ; sur la voie publique ils auraient moins à craindre. Quelque soit le temps, l'enfant serait toujours mieux au dehors et dans un milieu toujours égal, qu'au contact de l'air froid qui se précipite dans un appartement, et qui en chasse en même temps l'air plus rare dont il vient occuper la place.

Autorité des bonnes sur les enfants.

L'indocilité des enfants met à l'épreuve la patience des bonnes; la patience et la douceur, voilà les moyens dont elles doivent user pour les conduire, sans exclure la fermeté qui les plie à l'obéissance.

On ne doit pas les conduire par la crainte ; on doit les habituer à l'obéissance, en vue de leur santé ; comment décider un enfant à se soumettre à des prescriptions médicales, si pour le rendre docile on lui fait peur du médecin ; voudra-t-il jamais lui montrer sa langue s'il lui croyait l'intention de la lui couper. J'ai vu des enfants en grave danger qu'on ne pouvait décider par aucun moyen à prendre le seul remède capable de dompter des accidents sérieux. C'est une funeste manie de les intimider en les menaçant de monstres et de spectres hideux ; leur intelligence peut en recevoir de fâcheuses atteintes. Exempte elle-même de vaines terreurs, la bonne doit se garder d'en jamais inspirer à l'enfant ; du reste, la mère doit elle-même y veiller et prendre garde à tout ; elle sera présente aux moments où la bonne donne à l'enfant sa nourriture, au moment où elle le couche ; elle doit empêcher que pour alléger les soins que le devoir lui impose, et pour se procurer à elle-même le repos de la nuit, la bonne n'administre à l'enfant des potions narcotiques qui l'endorment, il est vrai, mais le disposent aux congestions cérébrales auxquelles, par sa nature, il n'est déjà que trop exposé.

Toutefois cette surveillance doit être exercée avec adresse et sans aucune marque blessante de défiance ; une fille brave, d'un cœur honnête et bon, s'attache à l'enfant qu'elle élève, elle prend pour lui quelque chose de la tendresse d'une mère si elle a quelque chose de son autorité, et plus la confiance qu'on lui donne lui paraît entière, plus aussi cette bonne fille sent en sa conscience grandir sa responsabilité.

CHAPITRE VIII.

LOIS DE L'HYGIÈNE APPLIQUÉES AUX GRANDES FONCTIONS.

Exercice musculaire.

Le corps humain est composé d'un grand nombre d'organes enchaînés les uns aux autres dans leur action; la santé et la force dépendent de la parfaite intégrité de chacun d'eux.

Comment apprendre à nos lecteurs l'usage qu'on doit faire dans le jeune âge de chaque système d'organe, pour en développer la puissance, pour ne pas l'altérer par un emploi immodéré ou par défaut d'action? il faudra entrer pour cela plus d'une fois dans quelques détails qui n'appartiennent qu'à la physiologie, c'est-à-dire à la science qui observe les phénomènes de la vie.

Peut-on dire que des connaissances de cette nature sont inutiles à la plupart des hommes, lorsque le genre humain tout entier souffre sous le poids de misères et de maux dont il pourrait s'affranchir, mais qui continuent à peser sur lui en raison de l'ignorance des rapports de nos grandes fonctions avec les choses extérieures?

Nos législateurs n'auraient-ils pas écrit d'une main plus sûre la loi qui autorise le travail des enfants dans les ateliers, dans les grandes manufactures, si les notions relatives au développement, à la croissance, et aux diverses révolutions des facultés de la vie dans le jeune âge, eussent été plus vulgairement connues?

On a compris cependant qu'aucun enfant ne pouvait être employé aux travaux des manufactures avant l'âge de neuf ans. On a dû réduire le nombre d'heures pendant lequel ils étaient jusqu'alors soumis à ce travail, et l'on a compris si bien l'influence des facultés de l'esprit sur l'organisme, qu'il a été ordonné qu'une instruction convenable serait de rigueur à l'égard des enfants consacrés aux travaux industriels. On en a fait une condition de leur admission dans les ateliers, et pour y satisfaire, on a diminué de beaucoup le temps que dans le système précédent on dévouait tout entier aux efforts à la fois dévorants et féconds de notre industrie impatiente et fiévreuse.

Loin d'élever des objections contre la limite plus étroite du temps consacré au travail par de jeunes enfants, il faut jeter les yeux sur la dégradation physique et morale qu'un système opposé infligeait à la jeune population de nos villes manufacturières. On aurait douté par les réflexions qu'elle inspire, que huit heures de travail dans une atmosphère close ne soit encore au dessus des forces et des moyens d'enfants qui ne sont pas développés.

Dans de semblables circonstances, de grands intérêts pèsent dans la balance ; les devoirs de la société, les exigences de la nature doivent être conciliés ; la vie, la santé, le bonheur d'une multitude d'individus, la prospérité d'une contrée sont en question ; mais n'oublions pas que nos avis ne peuvent pas avoir cette haute portée, redescendons à une sphère plus humble, et dictons au père de famille, à une bonne mère qui élève elle-même ses enfants, à ces maîtres si dévoués pour leurs élèves ce que réclame d'eux la débile enfance qui croît en forces physiques et morales sous la sauve-garde de leur tendresse, de leurs lumières et de leur autorité.

Exercice du système musculaire.

Les muscles sont les organes du mouvement; c'est par eux que nous sommes capables d'accomplir les desseins, les résolutions, ou pour me servir d'un terme consacré, les diverses volitions de la pensée; mais au dessus de ce grand objet, leur action contribue à l'exécution et au bien-être de toutes les autres fonctions du corps. Par elle le sang est excité à parcourir les vaisseaux jusque dans leurs rameaux les plus déliés, la digestion est rendue plus active, la respiration plus exercée dans le jeune âge; enfin la santé du corps tout entier en reçoit la plus heureuse influence.

Il n'est donc pas inutile de tracer quelques principes propres à régler l'usage de l'action musculaire.

La vigueur et la force résultent nécessairement d'un système musculaire développé en énergie; or, c'est une loi de nature, que tout muscle qui sera exercé croîtra en volume et deviendra capable de plus de force et de promptitude, tandis que d'une autre part la langueur et le repos altère le volume et le pouvoir du même organe. On voit déjà par l'énonciation de cette loi que la vigueur d'un enfant dépendra de l'usage qu'on aura fait de ses forces dans la première éducation.

Il faut comprendre aussi que le travail excessif, la longue réclusion dans l'intérieur des ateliers et des écoles, une diète insuffisante, un air vicié, arrêtent l'accroissement musculaire. Le sang appauvri par une nourriture trop peu substantielle ne répare point les pertes que l'exercice occasionne, il ne stimule pas les organes, le sujet est en proie à la langueur, à la débilité, à l'épuisement du corps et de l'esprit; il faut dans le jeune âge tout à la fois pourvoir à la réparation des pertes que fait le corps par l'exercice habituel des fonctions de la vie, et satisfaire à l'accroissement qui en est la principale. Si ces moyens manquent à l'organisation, elle en reçoit un dommage qu'aucun traitement ne pourra réparer dans la suite.

Si nous voulons un système musculaire fort, puissant, et avec lui toutes les conditions de santé qui en dérivent, il faut veiller à ce que les enfants soient convenablement nourris dans les pensions, et en évitant tout excès, ne point appliquer trop rigoureusement à l'enfance cette loi qui n'est pas faite pour elle et qui ordonne de dompter la sensualité et de faire régner la tempérance dans les repas.

Pour faire bien comprendre l'importance du système musculaire sur l'organisation tout entière, nous expliquerons à nos lecteurs que le plus petit de nos mouvements réclame l'intervention de trois ordres d'organes importants; d'abord le cerveau qui détermine la nature de ce mouvement, les nerfs qui transmettent aux muscles cette détermination de la pensée, enfin les muscles eux-mêmes qui l'exécutent.

Par cette explication nous intéresserons davantage ceux qui nous liront à l'influence bonne ou fâcheuse que l'organisation va ressentir de l'usage qu'on saura faire du système locomoteur, on comprendra mieux son action, ses effets qui s'étendent à toutes les autres fonctions.

L'immobilité ou les mouvements renfermés dans des limites trop étroites, la nécessité de se maintenir toujours dans une même position, est une sorte de supplice auquel on condamne les jeunes enfants, les jeunes filles surtout pendant les longues heures de leur éducation; de là dérive la cause de leur faiblesse, et de leur mauvaise santé; débilités par le défaut d'exercice, les muscles deviennent incapables de maintenir dans une position normale les diverses pièces du squelette auxquelles ils s'attachent, l'édifice s'incline, s'affaisse sous son propre poids, et les incurvations de l'épine dorsale se dessinent peu à peu et augmentent avec la faiblesse et l'accroissement des sujets. C'est alors qu'on essaie d'enfermer le thorax dans des étuis de baleine, et qu'on veut obtenir par un moyen mécanique ce que la nature ne peut devoir qu'à l'énergie musculaire, c'est là une seconde perte ajoutée à la première; l'immobilité à laquelle les muscles sont soumis par ces solides corsages, accroît encore leur inertie, et les chances de difformité spinale deviennent permanentes. Dans les courts instants consacrés à la promenade, seul exercice possible, sous l'espèce de cuirasse dont le thorax est recouvert, les membres inférieurs seuls sont en action; les muscles du tronc sont immobiles. Quelle est la conséquence d'une telle conduite? débilité générale, incurvation irréparable de l'épine, digestion imparfaite, altération de toutes les fonctions de la vie, mauvaise santé; et après cela on s'étonne que les difformités de la taille et les maladies en général soient plus communes chez les jeunes filles, quand on a tout fait pour qu'il en soit ainsi!

Dans le régime des écoles, celui des écoles de jeunes filles surtout, on consacre trop peu de temps aux exercices du corps; souvent le seul qu'on permette n'est qu'une simple promenade, si toutefois le temps est favorable, dans les heures destinées à la récréation. Mettez en regard à côté de cela, les longues heures appartenant à l'étude, et l'on verra comment un grand nombre de jeunes filles se courbent après un ou deux ans d'un régime aussi contraire au vœu de la nature. Les personnes qui gouvernent ces établissements ne méritent pas cependant toutes le blâme, la plupart d'entre elles sont très appliquées à remplir leurs devoirs; mais les vrais moyens de l'accomplir, elles les ignorent; elles repoussent les exercices gymnastiques comme des nouveautés dangereuses; et d'un autre côté, les parents veulent que leurs enfants consacrent la plupart des heures qui restent libres après leurs travaux sérieux à des arts d'agrément, pour lesquels ils n'ont souvent ni goût ni disposition.

On a recommandé les siéges sans dossier dans les écoles de jeunes filles, dans la pensée de les forcer à se tenir droites; c'est là encore une faute qui dérive de l'ignorance des lois de l'organisation. Il est évident que les muscles qui soutiennent le tronc sont ici dans un état de contraction permanente, au lieu de subir les alternatives de contraction et de relâchement nécessaire à l'accroissement de leurs forces: les muscles étant affaiblis par cette fatigue continuelle, le sujet s'incline insensiblement d'un côté et finit par contracter une incurvation de l'épine, par le moyen même qu'on employait pour l'éviter. Ce sont surtout les occupations trop sédentaires, qui se succèdent invariablement d'heure en heure dans les classes, qui rendent insupportables et nuisibles les siéges sans dossier; si les occupations étaient variées, interrompues, si elles admettaient des mouvements et un changement de position, les siéges sans dossier seraient très propres à maintenir l'habitude d'une bonne tenue, d'une posture droite et élégante; mais on n'obtiendra pas de ce moyen de bons résultats, si les muscles sont fatigués et affaiblis par une longue contrainte et par l'immobilité trop longtemps continuée.

L'agitation incessante que les écoliers éprouvent après la seconde ou troisième heure, prouve en effet que la nature appelle un changement de position et un exercice salutaire; la tranquillité qui suit quand ce délassement est accordé, prouve aussi que le besoin venait plus de la fatigue du corps que de celle du cerveau même ; c'est, au fait, un degré de ce qui nous arrive, à nous ; quand nous nous tenons longtemps debout ou devant le pupitre, nous devenons fatigués par la contention des mêmes muscles ; et alors la promenade, le mouvement, un changement quelconque nous récrée et nous repose. On éprouve le même sentiment de lassitude après avoir assisté à un long spectacle qui force à demeurer longtemps assis dans la même situation.

Combinaison de l'action du cerveau et des muscles.

Ainsi, au lieu de consacrer tant d'heures à l'étude et aux livres, les travaux de la jeunesse doivent être variés et interrompus par des intervalles d'agréables exercices, on les cherche avec avantage dans les jeux d'adresse qui demandent la coopération et la société de jeunes compagnons.

On peut aussi employer, dans l'éducation particulière, les jeunes écoliers à des travaux manuels requérant de l'adresse et de l'invention, tel est l'art de charpenter, de tourner, tel est le labeur du jardinage; ce sont là des moyens préférables aux simples promenades, parce que l'esprit prend part ici à l'activité du moment, dirige et prescrit les mouvements qui, dans la promenade ordinaire s'exécutent pour ainsi dire machinalement. On a toujours observé que les mouvements musculaires sont difficiles et inefficaces quand l'esprit qui doit les diriger languit absorbé dans une autre pensée.

Les jeux, les sauts variés des jeunes animaux s'exécutent au milieu de la joie, et en vertu d'un instinct qui les y provoque; l'homme aussi obéit à cette loi de son organisation. Pour rendre tous les mouvements profitables, il faut que le plaisir et l'heureuse vivacité de l'esprit y préside, et quand le mouvement n'est pas puisé à cette source il perd ses plus grands avantages. -- Le genre de vie et l'éducation des jeunes garçons sont sous ce rapport mieux entendus que celui des jeunes filles; la légèreté d'esprit et l'indépendance comparativement plus grande dont ils jouissent une fois hors de l'école, soustraient bien mieux les écoliers que les jeunes filles à l'influence de toute contrainte; mais le tort que les deux classes d'enfants en éprouvent encore pourrait être évité tout entier si l'attention des maîtres était éveillée à cet égard.

Chacun sait combien il est désagréable de marcher sans but, de se promener uniquement pour fatiguer ses muscles.

Combien au contraire ce mouvement devient facile quand on poursuit l'objet d'une pensée. Pourquoi cette différence? C'est que dans le premier cas l'impulsion nerveuse manque à l'action : dans le second, l'impulsion est pleine et en harmonie avec l'opération des muscles, de là l'active supériorité de ces jeux intelligents, de ces excursions botaniques et géologiques, de tous autres jeux intéressant et excitant l'esprit en même temps qu'ils occupent le corps.

Il faut toutefois que ce soit dans une mesure convenable, et si on ne dépasse pas le temps qu'on emploirait à une promenade, sans aucun doute les forces musculaires en seront accrues convenablement.

Les mouvements faciles, l'éclat des yeux, la douce chaleur des enfants ainsi exercés, forment un parfait contraste avec l'aspect morne et inanimé de ceux qui vivent dans la contrainte ; les résultats de conditions si diverses sur l'habitude extérieure, ne sont pas moindres à l'égard de la santé, et telle est, on peut le dire, la puissance de l'influx nerveux, que les vives émotions dont il est la source ont rendu spontanément la vigueur et la vie à des membres paralytiques. Mais sans aller prendre des exemples aussi rares et qui ne se rattachent pas immédiatement aux principes de l'éducation physique, qui ne sait que des personnes prêtes à tomber de fatigue ont retrouvé tout-à-coup des forces nouvelles s'il s'agit de danser ou de quelque divertissement qui plaise à leur esprit?

On raconte dans un journal anglais, qu'un médecin apporta à un roi de l'Orient une raquette dont le manche contenait un remède, à ce qu'il disait, assurant que ce moyen ne pouvait agir sur la personne du prince qu'en passant par la paume de ses mains pendant l'exercice auquel il se livrerait; il ajoutait que toutes les fois que la sueur viendrait il fallait suspendre le jeu : on aurait acquis par là une preuve que le remède avait agi sur le système tout entier. L'ordonnance fut exécutée à la lettre. l'effet fut merveilleux, le prince guérit. L'excitation cérébrale, la pensée d'une guérison ardemment désirée mêlant ainsi l'action du système nerveux à l'action musculaire, hâtait les résultats heureux de cette adroite médication. Sans doute cette petite fable contient un enseignement puisé aux leçons mêmes de la nature, et mérite d'être citée comme une preuve des avantages qu'on obtient en observant les règles de l'hygiène privée.

Effets de l'exercice sur les muscles eux-mêmes.

Les muscles qui sont mis en activité reçoivent plus de sang artériel, l'influx nerveux y est plus abondant, la nutrition s'y développe, l'organe grossit ; mais si le mouvement dépasse certaines limites, la fatigue épuise les forces de la vie, la nutrition y languit et le muscle diminue. Il en est de même d'une main, d'un membre condamné à un repos trop absolu, à une fatigue dépassant les forces radicales des organes, l'atrophie s'en empare. Les membres se développent au contraire s'ils sont convenablement exercés.

On éprouve nettement le sentiment de ces diverses conditions. Si le mouvement musculaire a été rare, négligé, le corps languit, pesant, sans force, incapable d'aucun devoir.

Si l'exercice a été convenable, l'homme éprouve à agir un certain plaisir, il se sent propre à accomplir ses devoirs moraux, ses travaux physiques. Est-il harassé par la fatigue, par un excès de labeur, il souffre, il est brisé, il ne peut même trouver le sommeil ; une sorte de courbature douloureuse s'est emparée de ses membres, et le repos ne la fait pas disparaître.

Temps propre à l'exercice.

Tous les temps ne sont pas propres également à faire de l'exercice.

Le matin avant le déjeûner le moment est favorable, mais il ne faut pas attendre jusqu'à ce que le besoin de nourriture se fasse déjà sentir, car l'exercice use alors le reste des forces au lieu de les exciter.

Il ne faut pas non plus que l'exercice se fasse trop immédiatement avant le repas, la force vitale appelée à l'exécution des mouvements a déserté les viscères, et la digestion d'un repas copieux ne pourrait pas se faire. Un intervalle de repos entre le travail, entre les efforts musculaires et le repas est toujours nécessaire. Il faut attendre, après la promenade ou un exercice violent, que l'on soit rendu à cet état de chaleur modérée et de calme dans lequel on était auparavant. L'exercice après un repas copieux doit être évité pour des raisons pareilles, et l'aversion qu'éprouvent en général les gens faibles pour le travail, immédiatement après avoir mangé, prouve assez la justesse de notre remarque. Dans quelques familles et dans quelques institutions on a coutume de faire exercer les enfants à la chute du jour seulement; on choisit l'instant où la lumière, déjà douteuse, ne permet plus l'étude dans l'intérieur des classes; on pense ainsi épargner le temps, mais c'est un funeste calcul; l'air du soir est plus humide et plus froid, l'heureuse influence de la lumière lui manque, et les enfants, en se livrant à leurs jeux tardifs, n'y puisent pas les éléments de la santé.

En choisissant une heure de la matinée, on peut, si le temps n'était pas favorable, espérer pour le soir un meilleur moment; en choisissant la soirée habituellement, en cas de mauvais temps la récréation du jour serait perdue.

Ainsi, dans les pensions de jeunes filles, des semaines entières se passent quelquefois sans récréation en plein air, parce que l'heure qu'on a consacrée à cet usage n'était pas favorable, et que la règle inflexible n'a pas permis d'en changer.

On trouve encore cet avantage à choisir une des premières heures du jour, que l'application à l'étude après l'exercice, est plus forte et plus durable.

Si l'exercice est renvoyé au soir, le besoin d'agir tourmente et inquiète les jeunes gens. l'application à l'étude en souffre.

L'exercice en plein air est le plus salutaire.

L'exercice le plus salutaire est celui qui se prend en plein air et qui met en jeu, tout à la fois, les facultés de l'esprit et les forces musculaires ; mais les unes et les autres doivent tendre au même but. On ne retire, pour les forces du corps, nul profit d'une promenade faite un livre à la main ; la pensée enraie le mouvement musculaire, le rend plus pénible et plus lent, tandis que l'enfant qui lutte de vitesse avec un compagnon de son âge, celui qui engage à la fois ses forces et son adresse aux jeux de boule, de l'arc, à lancer une paume, un disque ou un palet, celui-là obtiendra de ce genre d'exercice les plus heureux résultats ; la structure, la forme du corps se développent, et avec elles la grâce du port et du maintien.

Ces remarques s'appliquent à l'éducation des enfants des deux sexes ; les mères se trompent quand elles enferment la poitrine de leurs filles dans des corsets, dans des étuis de baleine qui doivent conserver la rectitude de la taille ; cette coutume ne sert qu'à les empêcher de se livrer en liberté aux exercices nécessaires au développement de leurs forces.

Si on ajoute à cela la retraite plus sévère dans laquelle s'accomplit l'éducation des jeunes filles, et la faiblesse relativement plus grande de leurs muscles et de leur système osseux, on ne s'étonnera pas que des procédés si contraires au vœu de l'organisation produisent si fréquemment l'incurvation de l'épine dorsale ; si chez les jeunes garçons cette incurvation est rare, il faut l'expliquer par la différence d'abord dans la structure osseuse et la force musculaire, mais ensuite et surtout par la différence de leurs études et la liberté de leurs jeux. Comme les jeunes filles. ils ne sont point condamnés à rester quatre heures devant un piano à perfectionner un morceau de musique, ou, l'aiguille à la main, consumer des mois entiers à confectionner un petit chef-d'œuvre de tapisserie.

J'assure, et l'expérience est d'accord avec

mon assertion, qu'après deux ans d'un tel régime il n'est pas de jeune fille qui ne soit atteinte d'une déformation de l'épine dorsale.

Des exercices propres à favoriser le développement des muscles.

Des exercices divers ne conviennent pas tous indifféremment à tous les sujets ; aussi la gymnastique, qui est l'art de les varier à propos, doit-elle faire toutes ses réserves.

Au point de vue général, la gymnastique est conçue dans l'intérêt des sujets robustes pleins de santé : elle développe leur force et leur adresse natives ; mais les enfants faibles et qui croissent beaucoup en éprouveraient de mauvais effets, leurs forces en seraient épuisées. Il faut à ceux-ci, comme à ceux qui sont atteints de quelque imperfection physique une gymnastique *spéciale*, se composant d'exercices et de moyens adaptés aux circonstanees. Cette autre gymnastique a besoin de la surveillance d'un homme habile, d'un médecin instruit des lois de l'organisation, qui puisse choisir les moyens, en inventer même qui soient applicables aux affections diverses qui se présentent.

L'exercice trop violent peut être funeste.

Galien, dans son discours sur Trasybule, signale le danger de ces luttes forcées dont les athlètes donnaient le spectacle. Les maladies du cœur, les affections anévrismales dans le jeune âge reconnaissent pour cause ces violences. Un jour de fatigue excessive peut interrompre l'accroissement et perdre la santé à tout jamais.

Il y a un point dans l'exercice qu'il ne faut pas excéder, c'est celui qui accroît la force et la nutrition en même temps; au delà de ce point tout est mal, l'un tombe par cet excès dans une incurable débilité, l'autre précipite son développement et s'expose à la consomption.

La simple promenade à pied fortifie les reins et les membres inférieurs, mais elle est peu profitable aux bras et aux muscles du tronc, elle suffit à ceux qu'un travail manuel retient à la maison et dont les bras sont d'ailleurs suffisamment exercés.

Cest une heureuse idée que de combiner les excursions pédestres avec les recherches botaniques et géologiques.

L'action du corps se mêle ici à celle de l'esprit, et celui-ci en devient plus fort, quand plus tard il agit d'une manière plus indépendante.

Les courses sur la montagne et les lieux élevés sont salutaires dans la belle saison, mais elles doivent être proportionnées à la force et à la constitution des sujets ; de trop longs voyages épuisent ceux qui sont faibles et qui grandissent trop rapidement, c'est ce qui explique la mortalité des jeunes soldats dont la crue n'est pas terminée, ils meurent en grand nombre quand ils sont exposés à de fortes marches, et surtout mal nourris.

Pour développer les bras et le tronc, on peut s'exercer à conduire un bateau avec la rame.

L'escrime aussi produit le développement du tronc et de la poitrine, mais le jeu des armes entraîne, il faut bien en modérer l'action dans la crainte d'éprouver les effets d'efforts et de mouvements exagérés.

Le volant et la paume sont des jeux convenables aux jeunes enfants des deux sexes.

D'abord, on joue en plein air, et on exerce les deux bras ; cette dernière circonstanee, surtout, est propre à maintenir la rectitude de l'épine dorsale et à corriger ses légères déviations, les muscles du dos se fortifient.

Forcés de courir à la rencontre de la paume ou du volant, le joueur court et s'élance avec prestesse dans diverses directions, le tronc s'incline et se balance sur les reins qui deviennent plus souples et plus forts.

Nous tenons la danse pour un moyen de gymastique heureux, propre à fortifier le système tout entier des forces motrices, mais souvent c'est dans l'intérieur de la maison, c'est dans l'air étouffé des salons, c'est à des heures indues que réclament le repos et l'habitude, qu'il faut s'y livrer ; ces circonstances détruisent l'heureux effet qu'on peut en obtenir, et sans la musique qui excite puissamment le système nerveux dont l'action se réfléchit sur les muscles, la danse serait, nous osons l'affirmer, un exercice dont la fatigue égalerait l'insipidité.

L'équitation est plus favorable que l'exercice à pied. Son premier avantage est de ne pas fatiguer la respiration ; tous les muscles sont en jeu et l'esprit légèrement occupé de gouverner le noble animal ; le contact de l'air, le changement rapide de scène, réjouissent la pensée.

Même dans une promenade au pas il y a action constante de tous les muscles pour maintenir le cavalier en équilibre et en harmonie avec les mouvements de son cheval.

On peut regarder la lecture à haute voix, la déclamation comme un moyen propre à fortifier les muscles du thorax, ceux du larynx, et l'appareil de la respiration lui-même ; secondairement à cette action les muscles de l'abdomen. l'estomac et les viscères du ventre sont entraînés dans une sorte d'oscillation continue, et si la parole est émise avec véhémence, comme il arrive aux prédicateurs et aux autres orateurs. la fatigue corporelle en est très-prononcée.

Les effets de cet exercice sont salutaires au plus haut degré. Cuvier croyait lui devoir d'avoir pu éviter la phthisie, mais on conçoit qu'il s'agit ici, plus encore que dans tout autre exercice, de savoir éviter l'excès ; une poitrine fatiguée jusqu'à l'enrouement, jusqu'à l'hémoptisie, comme il arrive parfois à de jeunes filles consacrées à l'enseignement, serait dangereusement compromises par la continuation des mêmes efforts.

Des jeux les plus convenables sont ceux qui unissent à l'action des muscles l'excitation de la pensée et l'usage illimité de la voix ; et tel est l'instinct de ces jeux que la jeunesse y engage tous les moments de liberté que lui laisse l'étude.

Nous savons qu'absorbés par leurs pensées, et oubliant les goûts de leur enfance, les hommes faits abhorrent les jeux bruyants et le tapage qui les suit ; ils imposent silence à leurs enfants, ignorant que c'est là une des lois de la nature dont on ne peut comprimer l'effet sans nuire en même temps à un ordre d'organes qu'il est utile au contraire d'aider et de développer.

Système osseux.

Si les muscles sont les organes du mouvement, les os en sont les instruments passifs, leur solidité semble les mettre hors de l'atteinte des moyens employés à l'éducation physique de l'homme ; mais ce n'est là qu'une illusion que dissipe le premier coup d'œil jeté sur les nombreuses altérations qu'ils sont exposés à subir dans le développement des premières périodes de l'âge. Il est donc utile de les examiner à la suite des muscles eux-mêmes, et de rechercher par quels moyens on peut aider la nature dans ses efforts pour leur développement normal et pour les rendre aptes à l'exécution des divers services auxquels ils sont appelés.

Les os ont dans l'organisation des fonctions diverses.

Les uns forment des cavités à parois solides, dans lesquelles les organes sont logés et protégés ; tels sont les os du crâne qui mettent le cerveau à l'abri des corps étrangers ; tels sont les os de la face qui protègent le globe de l'œil, les organes de l'ouïe et de l'odorat ; tels sont ceux du bassin où reposent en sûreté une partie des intestins et d'autres appareils d'organes non moins essentiels.

Quelques os, tout en formant des cavités protectrices, concourent déjà par la mobilité de leurs articulations aux mouvements du corps, telles sont les vertèbres, dont la série compose l'épine dorsale ; celle-ci est destinée à enfermer profondément et loin de toute violence extérieure le gros cordon médullaire qu'on nomme la moëlle épinière, et c'est à sa flexibilité cependant que le tronc emprunte ses diverses inflexions.

Les côtes qui s'attachent aux vertèbres du dos défendent aussi le cœur et les poumons, tout en se prêtant aux mouvements alternatifs de l'aspiration et de l'expiration de l'air. Voilà ce qui concerne les os destinés aux cavités viscérales.

Les autres sont des colonnes de sustentation, des leviers plus ou moins grands qui ont pour but de soutenir le tronc, d'exécuter sous l'influence des muscles auxquels ils obéissent, tous les actes de locomotion, toute la série des mouvements que l'intelligence humaine demande à la force et à l'adresse.

Telle est la condition du système osseux dans l'organisme : composé d'une série de pièces unies et juxta-posées, on peut le comparer à un édifice dont la rectitude et la grâce dépendent des justes proportions, de la régularité des assises et des appuis solides sur lesquels il s'élève.

Qu'une seule partie soit altérée dans ses dimensions ou ses formes, il en résultera, non point une simple difformité locale, mais une déviation dans tout le système; la pureté des lignes en sera altérée, et l'édifice entier révèlera la disgrâce d'un vice de construction.

Ainsi dans le corps humain il suffit qu'un seul os, un os de la jambe ou du pied soit arrêté dans son développement, et demeure plus petit qu'il ne doit être, pour que la hanche du même côté s'incline, et que l'épine dorsale soit entraînée dans une incurvation défectueuse; et c'est là, pour le dire en passant, une cause fréquente et souvent ignorée qui provoque dans l'épine dorsale des incurvations rebelles à tout moyen de traitement; il faut que le secret de la difformité soit découvert, et la cause éloignée en rétablissant l'égalité des membres, pour obtenir une guérison jusque là vainement demandée.

L'accroissement trop rapide dont quelques enfants sont saisis est au premier rang parmi les causes qui produisent la mollesse et la faiblesse des os ; et les jeunes filles surtout qui grandissent vite sont aussi plus que les autres exposées aux courbures de l'épine par cette cause qui exprime aussi une sorte d'altération dans les lois de la nutrition.

La déviation de l'épine dorsale n'est point une difformité simple, elle est toujours complexe ; la poitrine et le bassin sont formés par des os attachés à la colonne vertébrale ; quand celle-ci devient difforme, ces cavités viscérales deviennent irrégulières. La poitrine surtout : le cœur et les poumons sont gênés dans leur action, et le sang qui est le produit de ces organes est imparfaitement élaboré.

De là chez les jeunes filles, la chlorose ou les pâles couleurs, les rhumes opiniâtres, les hémoptysies, la suppression des règles, et toutes sortes de malaises, cortége ordinaire d'une vie valétudinaire.

Dans ce tableau rien n'est exagéré : on doit

donc dans l'âge du dévelopqement, prévenir tout ce qui peut nuire aux formes des os, aux rapports qu'ils ont entre eux, tout ce qui peut altérer la parfaite égalité entre les parties similaires.

Ces altérations commencent dans le jeune âge, une mauvaise éducation physique les développe ; une fois l'époque de l'accroissement accomplie, le mal est sans remède ; le tissu osseux a pris une solidité qui laisse peu d'espoir d'agir sur lui, et les surfaces articulaires étant vicieusement établies, toute espèce de restauration serait impossible, ou du moins incomplète.

Tout, au contraire, dans l'enfance favorisera les moyens que l'on peut employer ; les membres, l'épine dorsale se laissent ramener avec docilité à leur rectitude ordinaire, les surfaces qui s'étaient éloignées de leurs rapports naturels se laissent plus facilement réduire, et dans la condition normale, la force d'accroissement qui d'abord était arrêtée, reprend toute son activité, et le développement se fait d'une manière égale.

Nous pouvons citer le pied-bot pour exemple ; tant que l'infirmité persiste, la jambe s'atrophie; si le pied est ramené à sa condition normale, les muscles de la jambe prennent de la nourriture et le membre se développe.

Les enfants atteints de la luxation congéniale du fémur ont une cuisse plus courte que l'autre, indépendamment de la différence qui dépend du déplacement, le défaut d'égalité persiste donc en partie après la réduction, si la réduction est faite tardivement; tandis que si elle est opérée à une époque où le sujet peut croître et grandir longtemps encore, l'inégalité s'effacera insensiblement.

Ce n'est pas toujours des vices de conformations originelles, des luxations congéniales que l'art a à réformer dans la structure du squelette; s'il en était ainsi, nous n'aurions rien à dire du système osseux dans cet ouvrage, mais les erreurs d'un mauvais système d'éducation exposent aussi les membres à des altérations diverses, le défaut de mouvement et d'exercice convenable altère leur structure et leur consistance. La courbure de l'épine et la déformation du tronc résultent de la contrainte et de la condamnation à une même attitude trop longtemps soutenue en vertu des exigences de l'éducation.

Comme les autres organes, les os n'appellent dans leur structure intime le sang de la nutrition, que par l'action et le mouvement. C'est une remarque que nous signalons non seulement aux parents, mais encore à toutes les personnes consacrées à l'éducation de l'enfance.

Universelle dans son application, cette loi ne manque point au système osseux. De l'exercice, résulte pour les os, accroissement, force et solidité ; de l'inaction résulte débilité, mollesse, inaptitude : mais ce n'est pas toujours par défaut d'exercice que les os sont privés des matériaux nécessaires à leur solidité.

Chez les pauvres, ce sont les mauvais aliments, les habitations humides qui influent sur eux d'une manière aussi fâcheuse. Chez les sujets à l'abri de toute privation, c'est la faiblesse des forces digestives, une diète trop délicate, peu substantielle, des erreurs dans le vestiaire consacrées par la folie de la mode, qui ensevelit la peau des enfants sous la laine et le duvet, ou qui les laisse souffrir des rigueurs du froid, par un excès contraire ; c'est encore le défaut d'air libre, vif, et les précautions excessives prises en vertu d'une prétendue susceptibilité.

La nouure, le ramollissement osseux, les tumeurs blanches sont le partage des enfants de toutes les classes qu'on a trop longtemps retenus dans ces mauvaises conditions.

Tout en obéissant aux lois de l'hygiène, il

faut encore savoir user de l'action du système osseux. La question est de bien déterminer quand on peut sans danger demander aux os le service auquel la nature les a destinés.

Dans l'enfance les os sont encore mous, flexibles, cartilagineux, dans certains points abondants en vaisseaux sanguins ; la faculté de croître existe en eux à un haut degré; mais ils ont peu de mouvements énergiques à accomplir ; ils n'ont pas en eux le pouvoir d'une résistance solide.

Il y a donc danger à exciter les enfants à marcher de trop bonne heure, la courbure, l'inflexion vicieuse des os en seraient le résultat : les os de la jambe se plient vers le tiers inférieur, les os des cuisses se courbent en dedans comme un arc tendu par ses deux extrémités, et les muscles qui enveloppent le fémur subissent des altérations diverses.

A cet âge, les muscles aussi sont trop faibles pour lutter énergiquement contre les lois de la gravitation, ils permettent au tronc des attitudes et une inclinaison vicieuse d'où résulterait la courbure de l'épine dorsale.

Les lisières qui viennent au secours de la faiblesse du système locomoteur sont nuisibles :

d'abord elles compriment et déforment le thorax, gênent les mouvements de la respiration.

En maintenant forcément le corps dans une situation droite, elles chargent l'épine dorsale et les membres pelviens d'un poids supérieur à ce qu'ils peuvent supporter, la déformation du thorax, la gêne des poumons, la distorsion de l'épine, la courbure vicieuse des jambes se montrent comme la conséquence fatale de ce pernicieux usage.

D'après ce que nous avons dit des effets de l'exercice à l'égard des muscles et des os, il est évident qu'on espérerait vainement fortifier le système osseux locomoteur par l'immobilité en emprisonnant le tronc dans des corsets, ou en maintenant le sujet pendant plusieurs heures sur un plan incliné ou horizontal.

Ce dernier moyen peut être utile chez des jeunes filles délicates et qui grandissent, mais seulement après l'exercice et lorsque le sentiment de la fatigue qui en résulte se fait sentir; mais dès que le repos l'aura dissipée, ce moyen doit être rejeté. Jamais on ne doit le mettre en usage sans que la fatigue préalable ne l'ait rendu nécessaire; et jamais on ne doit l'employer soit pendant des heures ou des jours entiers comme moyen, ainsi qu'on a eu tort de le croire, propre à développer la puissance et la force du système locomoteur.

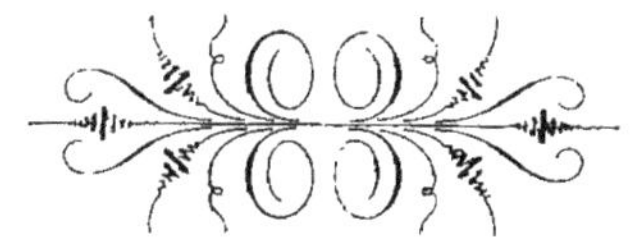

CHAPITRE IX.

DE LA RESPIRATION.

—

La santé et la force réclament impérieusement tous les éléments et les conditions d'une *bonne respiration;* nous ne pensons point entraîner nos lecteurs dans des considérations physiologiques sur l'importance de la respiration dans l'organisation ; il nous suffira de dire que tout ce que le corps humain emprunte aux choses extérieures, soit par la digestion des substances alimentaires, soit par l'absorption de la peau, ne forme qu'un élément imparfait du sang ;

Qu'il faut d'abord que ces principes élaborés imparfaitement se rendent aux poumons où le contact de l'air atmosphérique achève l'œuvre commencée ; c'est alors seulement que le sang est accompli, que l'hématose a eu lieu, pour me servir de l'expression consacrée par la science.

Or, comme le sang est la source de la nutrition et de la vie, il importe non seulement que la nourriture qui doit le produire soit bonne et suffisante, mais encore que les poumons et le thorax qui doivent réunir intimement ces deux éléments soient dans un état de parfaite intégrité.

En quoi les soins donnés à l'enfance peuvent-ils coopérer à l'accomplissement de cette grande fonction de la vie?

Il faut d'abord, disons-nous, que les poumons et le thorax soient doués d'une condition parfaite de santé, et on sait assez que les vices qui en altèrent l'organisation ne sont souvent que le triste fruit de l'hérédité.

Les enfants nés de parents scrofuleux et voués à la fièvre consomptive, sont en général précoces, leur intelligence arrive promptement à la maturité ; engagés de bonne heure dans les affaires de la vie, souvent ils s'établissent et se marient avant que leur constitution soit bien consolidée. Pendant quelques années tout va pour le mieux, et une nombreuse famille s'élève autour d'eux, mais enfin, quoique jeunes encore, leurs forces s'épuisent, et bientôt la fièvre consomptive les entraîne, laissant après eux une malheureuse postérité destinée aussi à tomber prématurément sous la faulx du trépas.

C'est surtout dans les classes riches qu'on trouve de tels exemples ; libres du souci de leur existence, n'étant point forcées de la chercher dans l'exercice de quelques industries, rien chez elles n'empêche l'homme de suivre sa précoce inclination ; et cependant dans de telles conjonctures, l'époque du mariage devrait être plutôt retardée jusqu'à ce que la poitrine soit à l'abri de la phthisie.

Pendant le temps de l'accroissement et longtemps encore après, la constitution est imparfaite, même chez les sujets en pleine santé ; elle a besoin d'accroître cette puissance d'organisation qu'on n'a bien acquise que dans l'âge de la maturité, et dont la possession marque seule l'époque fixée par la nature pour l'exercice de nos fonctions reproductrices.

Que de jeunes sujets des deux sexes sacrifiés dans un hymen précoce, et dont la vie eût été heureuse et exempte d'infirmités si on eût différé leur union !

Insistons bien sur ce point et faisons comprendre aux familles, dont le médecin doit être et le conseil et l'ami, que les affections de poitrine, que la phthisie dont la léthalité est inévitable ont leur source dans la prédisposition héréditaire et l'oubli des préceptes que nous venons de tracer.

Que les enfants aient reçu la vie des parents sains et dans la force de la jeunesse, que leur poitrine soit exempte de tout vice héréditaire, c'est un avantage; mais pour le conserver, il faut que les aliments habituels soient convenables et abondants. Par défaut de nourriture le sang est appauvri; on a remarqué que c'était chez les animaux la cause ordinaire des tubercules qui conduisent toujours à une inévitable consomption.

Les enfants du peuple, ceux qui sont employés au travail des manufactures, et qui vivent dans la pénurie, sont soumis à ces tristes conséquences de leur genre de vie, tandis que certains autres qui travaillent en plein air et qui reçoivent une nourriture abondante en sont exempts.

La libre expansion du thorax est aussi une condition nécessaire à l'intégrité de la respiration; tout ce qui peut y mettre obstacle est un nouvel ordre de causes propres à produire la phthisie. Il faut donc écarter les corsets, les ceintures, les baleines dans lesquels on enferme le thorax des jeunes personnes surtout; mais nous avons déjà en traitant de l'exercice musculaire, indiqué les effets fâcheux de la dépression du thorax et nous n'y reviendrons pas ici.

Nous avons dit aussi qu'un exercice convenable appelait le jeu des poumons, favorisait leur expansion et activait la circulation pulmonaire; l'exercice libre et vigoureux de la voix qui accompagne les jeux de l'enfance est très propre aussi, comme nous l'avons dit, à développer l'appareil de la respiration.

Il faut à cette fonction de l'air pur et en abondance. Cette condition est pour le moins aussi essentielle que la parfaite intégrité de l'appareil des organes. Nous ne voulons point apprendre à nos lecteurs par quel mécanisme le principe de l'air atmosphérique se combine au sang veineux, pour rendre celui-ci propre à stimuler et nourrir nos organes. Nous n'examinerons pas comment stimulé par l'air pur, le poumon agit sur le sang et le dépouille dans l'exhalation pulmonaire de l'eau et du carbone qui ne pouvait rester dans la nouvelle constitution de sang artériel, il suffit d'indiquer les dangers de ceux qui vivent dans un air trop rare ou contaminé par des principes étrangers à sa composition.

Dans un journal de l'Inde, publié à Calcuta,

on rapporte que 150 hommes avaient été enfermés dans un espace de 18 pieds carrés, l'air ne pénétrait que par deux petites fenêtres, et comme deux de ces malheureux étaient appliqués dans cet espace étroit contre leur ouverture, la ventilation était impossible.

A peine la porte de leur prison fut-elle fermée que leurs souffrances commencèrent, et une lutte furieuse s'engagea pour parvenir à s'approcher des soupiraux ; après quatre heures, tout ce qui vivait encore était plongé dans une profonde stupeur, et à la sixième heure quatre-vingt-seize avaient succombé.

Quand au matin on ouvrit les portes de ce cachot, vingt-trois avaient survécu, et plusieurs de ceux-ci moururent de la fièvre de mauvais caractère, causée par les miasmes et la corruption de l'air méphitique qu'ils avaient respiré.

De tels exemples ne sauraient se produire au milieu d'un peuple savant et civilisé ; mais sans aller jusque-là, ne sait-on pas que dans les grandes réunions et dans les salles de spectacle les enfants surtout s'évanouissent lorsque l'air devient rare pour le nombre de ceux qui y sont rassemblés?

Si cet écrit n'était pas exclusivement consacré

à l'éducation physique de l'enfance, nous citerions encore les funestes effets de l'air vicié, dans les prisons, dans les hôpitaux, dans les manufactures ; nous signalerions d'après les données de la science et les autorités les plus respectées, les épidémies de fièvre typhoïde, de dyssenterie, comme le funeste résultat de cette privation d'air pur ; nous signalerions la brièveté de la vie chez les hommes qui vivent enfermés dans les ateliers nombreux et mal aérés.

Mais ces faits, que nous ne faisons qu'indiquer, suffisent pour démontrer la nécessité de placer les enfants en bon air, et d'établir la règle de les faire coucher non dans des pièces obscures, privées de fenêtres, d'air et de lumière, mais dans des dortoirs spacieux ou des chambres élevées et éclairées convenablement.

Les classes où les écoliers sont réunis ne sont pas toujours convenablement disposées, quand on examine avec attention le nombre des enfants qu'on y reçoit ensemble.

On y remarque l'influence de l'air vicié sur les facultés du corps et de l'esprit. Combes rapporte qu'il visitait une école où 150 jeunes garçons étaient réunis depuis une heure et demie environ, les fenêtres étaient ouvertes en partie, et cependant la différence de l'air frais du dehors avec l'air de l'intérieur frappait les sens, et très certainement n'était pas sans effet sur l'esprit lui-même, en raison de la pesanteur au front et du mal de tête qu'il produisait. Malgré l'émulation des élèves et l'entraînement que pouvaient inspirer un bon maître et un bon système d'éducation, tous présentaient un aspect de langueur et de fatigue que le stimulus de l'esprit ne pouvait surmonter, et qui rappelait à la pensée de l'observateur des sensations depuis longtemps éteintes, et qu'il avait éprouvées lui-même lorsqu'il siégeait sur les bancs de la même école.

Quiconque veut se rappeler ses premières années, n'oubliera pas sans doute avec quelle fraîcheur d'esprit et quelle ardeur l'écolier accomplit ses devoirs du matin, et comment les langueurs et les bâillements s'emparent de toute la classe au milieu du jour pour faire place à l'énergie qui ressuscite au moment où l'heure de quitter l'étude va sonner. On ne peut s'empêcher de croire, en faisant bonne part à la fatigue d'esprit qui doit résulter de l'étude, de l'accomplissement du devoir et de l'inactivité du corps, que l'indifférence et la langueur dont on est atteint ne soient dues à la respiration continuelle d'en air trop vicié. Le sang n'en reçoit pas la stimulation qui est une condition nécessaire à l'excitation du cerveau.

Les maux de tête, les langueurs et la débilité ne rappellent-ils pas, quoique à un moindre degré, l'action du gaz acide carbonique?

Douleur de tête, tintement d'oreille, vue trouble, tendance au sommeil, diminution des forces, chute, tels sont les principaux signes de l'asphyxie par le gaz acide carbonique, comme les a indiqués Orfila; et chacun sait combien cela ressemble à ce qu'on éprouve dans les salles closes et contenant une foule trop considérable de personnes.

Chaleur naturelle résultant de la respiration.

La libre action de l'appareil respiratoire influe sur la chaleur naturelle du corps. On sait que dans la plupart des contrées habitées, la chaleur de l'air est moindre que celle du sang et du corps humain; en hiver aussi l'air est partout plus froid; or, la déperdition de chaleur qui en résulte entraînerait bientôt la mort, si la puissance de reproduire la chaleur n'était en nous. Cette puissance est pourtant en rapport avec le développement des poumons, et quand ceux-ci ne sont pas intacts, la chaleur animale en souffre ; les individus atteints de consomption pulmonaire se plaignent du froid à la peau et aux pieds ; et il est rare que ceux qui sont très sensibles au froid ne soient pas souffrants de quelque commencement de maladie de poitrine ; il est bon de le remarquer, afin d'en prévenir le développement.

Nous pourrions citer encore les animaux à vaste poitrine, comme les oiseaux, pour leur puissance calorifique ; on en tire en définitive la conséquence conforme à notre assertion, que l'appareil de la respiration est l'agent producteur de la chaleur animale.

En hiver, les jeunes gens souffrent d'être confinés des jours entiers dans des salles mal chauffées ; c'est là un sujet ordinaire de plainte dans les écoles où l'économie du combustible est portée trop loin. Rien n'est plus propre à ruiner la santé et à disposer le corps aux maladies les plus graves. Je suis loin de recommander d'enfermer la jeunesse dans l'air relâchant des chambres trop chaudes ; je crois que la chaleur doit être empruntée à sa véritable source, la respiration d'un air pur, l'exercice en plein air, une digestion convenable et l'emploi des facultés mentales; avec ces conditions un peu de feu suffira pour maintenir la chaleur naturelle; mais si, comme il arrive, tout cela fait défaut, la chaleur naturelle diminue et les enfants sont exposés à souffrir.

C'est en vain qu'on croit les rendre forts en les exposant à l'action continue d'une basse température; quelques-uns peuvent en braver les effets, le plus grand nombre en souffre.

En chauffant l'air des classes et des appartements, il faut éviter de le rendre trop sec. Il devient nuisible en perdant par une trop prompte évaporation toute son humidité, il irrite la surface du corps et accroît l'excitabilité du système tout entier. En cela les calorifères sont nuisibles.

Quand on se sert de poêles, il est bon de placer sur eux un vase plein d'eau dont l'évaporation corrige les effets que nous signalons.

Exercices propres à maintenir la poitrine en santé.

Le thorax et les organes de respiration qui y sont enfermés sont faits pour agir; l'inaction leur nuit; l'exercice de leurs fonctions dans de justes limites convient et les fortifie.

Pour remplir cette indication, il faut employer tour à tour des moyens directs, comme la lecture à haute voix, le chant, la déclamation; ou des moyens indirects, tels sont les divers exercices du corps qui requièrent une respiration plus profonde et plus prompte.

A l'égard de ces derniers moyens que nous avons déjà indiqués comme propres à accroître la force musculaire, on conçoit qu'il n'est rien de plus apte à développer le thorax et mettre en jeu les poumons, que de conduire un bateau à la rame, faire des armes, lancer le disque et le palet, sauter à la corde, jouer aux cloches muettes, se livrer enfin à divers jeux gymnastiques.

Que l'imperfection de l'appareil respiratoire soit due aux dispositions héréditaires ou accidentelles, l'usage de ces moyens sera favorable au développement normal des organes, surtout si on les adopte de bonne heure, si on en use avec persévérance.

Dans les contrées montueuses, les promenades, les ascensions au sommet des collines, sont reconnues comme propres à fortifier la poitrine;

la circulation pulmonaire, l'hématose en deviennent plus complètes et plus faciles, l'appétit et la force musculaire en éprouvent aussi d'heureuses modifications.

Nous devons faire observer encore que si l'on veut favoriser le développement du thorax, il faut éviter certaines positions du tronc qui gênent l'expansion pulmonaire.

Les tailleurs, les cordonniers, les clercs sur leurs siéges à écrire, sont mal placés pour respirer librement. Nos ouvriers en soie, dont les bras sont, à la vérité, toujours en jeu pour passer la trame de leurs brillants tissus, éprouvent par le choc, contre le thorax, du battant de leur métier, une secousse fatale à l'intégrité des poumons, et plus souvent du cœur.

Pour exercer directement les poumons, il faut prescrire de pratiquer des inspirations profondes, de parler, de chanter, de réciter à haute voix. Jouer des instruments à vent est un moyen très-actif, fâcheux aux individus faibles et disposés aux maladies de poitrine, mais utile à ceux dont la constitution est bonne et destinée à un heureux développement.

Par là, on conçoit aussi comment les cris et les sanglots des enfants sont favorables à leur développement, pourvu toutefois qu'ils ne soient point arrachés par la maladie ou poussés avec excès.

Il en est de même des cris et des jeux bruyants dont les jeunes gens égaient leurs loisirs.

Cest un grand bien d'obliger dans les écoles publiques les enfants à réciter des leçons à haute voix, et à cet égard les chants intercalés entre les heures d'étude dans les écoles de jeunes enfants et autres institutions, ne sauraient trop être recommandés ; il est certain cependant que ces exercices divers seraient fâcheux dans les cas où il y aurait affection aiguë ou chronique des poumons ; ce sont là des circonstances qui exigent, au contraire, le repos, le silence, l'absence de toute excitation morale ou physique. Mais si de tels moyens ne sont pas un remède aux maladies, ils sont propres, du moins, à en combattre les prédispositions.

Chacun sait combien l'âge pubère est important chez les sujets prédisposés aux affections consomptives ; la transition de l'adolescence à la maturité est si prompte que toutes les puissances de la vie sont employées pendant deux ou trois ans à satisfaire aux exigences de l'accroissement.

L'esprit et les forces physiques sont également en langueur, et la nécessité de ralentir les travaux et les études se montre évidemment. On doit donner toute son attention au développement des forces physiques, et quand une fois le corps est fortifié, l'esprit aussi reprend toute son activité. La connaissance de ces faits doit consoler les jeunes gens qui, dans l'instant d'une rapide croissance, se désespèrent de la lenteur et de l'insuffisance de leurs facultés mentales; ils grandissent, et après quelques années ils reprennent toute la force de leur intelligence.

Dans de telles conjonctures n'est-il pas évident qu'on doit se relâcher de la sévérité des études, envoyer les enfants à la campagne, les exercer en plein air, les nourrir abondamment et les exempter de tout souci; avec de tels soins unis à la persévérance la plus convenable, on protége les poitrines délicates contre les tendances à la consomption.

Qu'on livre, au contraire, des sujets délicats à un travail immodéré, à la contrainte des études jusqu'à ce que les prédispositions se changent en maladie, et alors on découvrira bientôt que la santé est perdue et qu'il est trop tard pour la reconquérir.

Malheureusement on porte aujourd'hui trop loin le besoin de fortes études qui ne conviennent et ne sont pas non plus nécessaires à tous les sujets. On condamne, dans quelques institutions, de jeunes enfants à plus de dix ou douze heures de travail par jour ; ajoutons à cela qu'on porte l'indifférence pour la santé et les soins dus aux corps de ces jeunes sujets qui grandissent sans cesse, à ce point que l'éducation ainsi conçue est, pour beaucoup, un fléau plutôt qu'un bienfait, et jusqu'à ce que cette tendance soit modérée, soit par le bon esprit des parents ou la vigilance de l'Université, je crains qu'il n'en résulte pour la santé et pour la génération qui vient, de fâcheuses conséquences.

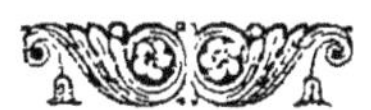

CHAPITRE X.

DE L'ORGANE CÉRÉBRAL.

Le cerveau est l'organe, l'instrument matériel de la pensée, et toute opération mentale et intellectuelle est soumise aux lois de l'organisation. Restons bien convaincus de l'immatérialité de l'âme et de la conscience, mais reconnaissons aussi qu'on ne peut disjoindre ce que le Créateur a réuni.

Le cerveau est soumis aux mêmes lois que les autres organes, comme eux il a besoin de culture pour se développer et atteindre à la perfection ; comme eux, il a besoin d'une alternative de repos et d'activité ; un emploi convenable de ses facultés accroît sa puissance, l'excès du travail intellectuel l'énerve et lui nuit. C'est pourquoi si, dans notre anxiété pour les progrès d'un enfant, nous le poussons à un travail trop long, trop opiniâtre, nous violons la loi qui commande le repos, et nous troublons la santé de l'organe cérébral d'une manière fâcheuse; si, d'une autre part, nous affranchissons l'enfant pendant des semaines et des mois entiers de tout travail, comme il arrive souvent dans les temps de vacances, nous enlevons aux facultés cérébrales cet exercice salutaire que tout organe réclame, nous diminuons la puissance intellectuelle.

Nous offrons aux maîtres, aux instituteurs ces simples réflexions, nous désirons qu'on n'oublie pas la connexion qui existe entre les lois de notre organisation physique et les opérations de l'esprit.

Je comprends que le système d'éducation aujourd'hui adopté met les enfants souvent à une telle épreuve, que leur santé en reçoit une altération sensible.

Dans de telles circonstances, il est sûr que deux mois de vacances consacrés au repos de l'esprit, à des courses en plein air, à contenter enfin l'activité du corps, sans ouvrir un seul livre, ne dispose le cerveau à reprendre plus tard l'étude avec ardeur et succès. Restauré par l'air des champs, par le loisir et le repos, le cerveau reprend la force et l'activité qu'un excès de travail lui avait enlevées.

Mais si, au contraire, on n'eût exigé de l'organe que l'effort convenable, un travail conforme à la loi de nature qui commande le repos et l'activité tour à tour, nul doute qu'une longue et complète oisiveté ne soit inopportune et à charge à l'enfant auquel elle serait imposée.

Le cerveau est comme tout autre organe, il puise dans des prédispositions héréditaires les germes de ses maladies ou de sa parfaite intégrité.

Quand le caractère des parents est marqué au coin de quelque singularité, on voit toujours, et non sans étonnement, cette même pente de l'esprit se montrer chez les enfants.

Lorsque ces dispositions appartiennent à la mère, l'hérédité en est plus à redouter; quand elles appartiennent également au père et à la mère, les enfants sont plus sûrement et plus profondément affectés.

Qu'opposer à de telles affections?

On ne peut que donner le sage conseil aux personnes d'un tempérament nerveux et trop excitable, de ne point unir leur vie à celles qui sont douées des mêmes prédispositions, afin de ne point livrer leur malheureuse postérité aux misères des affections nerveuses, à la mélancolie et à la folie!

Demander à une mère de veiller par avance sur l'enfant qu'elle porte dans son sein, ce n'est rien exiger qui ne soit conforme à l'instinct de sa tendresse maternelle. Le chagrin, l'anxiété, la détresse dans lesquels vivent quelques femmes enceintes, les émotions trop vives qui peuvent les surprendre dans cet état, ont eu pour l'enfant qu'elles portent de fâcheux résultats. C'est là ce qu'elles doivént s'efforcer de prévenir, quand toutefois elles le peuvent.

A toutes les époques, l'excessif et continuel travail du cerveau est nuisible, mais dans l'enfance surtout, quand la structure de l'organe est encore imparfaite. Sous ce rapport le cerveau et les autres organes sont soumis à la même loi.

Les enfants noués et scrofuleux sont ceux qui ont le plus à craindre de cet exercice précoce des facultés mentales; ils sont remarquables en général par leur large tête, leur esprit développé et leur corps débile; ici, il faut bien le remarquer, cette flamme prématurée d'intelligence est l'effet d'une maladie, d'un accroissement morbide.

Au lieu de réprimer l'activité précoce de l'esprit, les parents, séduits par ces promesses de génie, ne cessent de l'exciter et par l'étude et par l'aiguillon de la louange et de l'émulation.

Voyant les progrès d'un enfant surpasser leurs souhaits ambitieux, ils ne songent qu'au lustre que de glorieux succès vont répandre sur leur nom ; mais quelle déception les attend ! Le cerveau usé par un exercice prématuré perd sa puissance, ses plus précieuses facultés sont affaiblies pour le reste de la vie, et ce jeune prodige, vainement attendu, se laisse dépasser dans la société par ceux dont les moyens plus que médiocres semblaient lui abandonner une victoire aisée.

Nous pensons qu'on doit, à l'égard des enfants, changer le mode de conduite qu'on a coutume d'adopter, il ne faut pas exciter par l'étude les facultés irritables d'un enfant précoce, et laisser mûrir dans l'oisiveté son faible compétiteur.

Il faut au contraire exciter chez celui-ci l'action languissante des facultés mentales, et n'épargner aucune peine pour modérer l'activité du premier.

Cependant, au lieu de cela, l'enfant intelligent est envoyé à l'école, on lui donne une tâche inusitée pour son âge, et le petit garçon bien portant et bien fort, mais d'un esprit lent et tardif, reste deux ou trois ans de plus dans l'oisiveté de la maison paternelle, et cela parce qu'il est, comme on dit, en retard. Il y a ici double erreur, et la conséquence, à l'égard de l'enfant précoce, est le plus souvent la perte de sa santé et de cette supériorité intellectuelle si enviée.

Brigham, dans un petit ouvrage publié en Amérique, sur l'influence de l'excitation mentale à l'égard de la santé, croit voir dans les formes dangereuses du scrofule un développement du cerveau aux dépens des autres systèmes, et cela dans un temps de la vie où la nature s'applique au perfectionnement de tous les viscères.

Si une maladie aiguë survient, cette même prédominance du cerveau retarde ou empêche la guérison ; nous voyons de tels enfants manifester dans leurs maladies une passion extrême pour les livres et les jeux de l'intelligence : ils sont souvent arrêtés longtemps par des affections dont des enfants moins bien doués auraient promptement triomphé, et on les voit parfois mourir malgré les plus grands efforts entrepris pour les sauver. C'est l'opinion de tous les médecins praticiens, que dans deux cas de maladies également graves, si l'un des sujets est un enfant supérieur et d'un esprit développé, pour lui la chance de conservation est moindre, et l'art a moins de confiance dans son rétablissement que dans celui d'un enfant qui ne se distingue par aucune qualité extraordinaire.

Si le travail intellectuel est funeste à ces enfants doués si malheureusement d'un esprit précoce, il ne faut pas croire qu'on puisse impunément exciter trop tôt et sans mesure l'intelligence des autres.

On voit dans quelques familles des enfants de trois à quatre ans dont on charge la mémoire de vers, des textes de l'Ecriture sainte et de l'histoire.

On ne craint point de les envoyer six à huit heures à l'école, ou de les soumettre plus longtemps encore à la discipline des salles d'asile; il y a peu d'enfants dont l'éducation n'ait pas commencé avant la fin de leur quatrième année; c'est trop tôt.

A la maison, on les excite encore par toutes sortes de moyens à apprendre quelques leçons supplémentaires, on leur met entre les mains des livres faits exprès pour leur âge, et quand on a ainsi fatigué le cerveau, le système nerveux tout entier fléchit, la santé se détériore, et l'intelligence qui avait brillé d'un si vif éclat s'éteint comme une fleur qui s'épanouit et meurt presque au même instant. Dans de telles conditions beaucoup d'enfants meurent de six à huit ans, d'autres grandissent, mais faibles de corps, les nerfs en désordre, sujets aux mauvaises digestions, aux affections tristes et aux formes protéaniques des maladies nerveuses. D'autres, enfin, toujours les premiers dans les classes, ne montrent dans l'âge adulte qu'un esprit médiocre, et deviennent les humbles compagnons de ceux que, dans leur enfance, ils avaient laissés bien loin d'eux.

Il faut donc, si nos avis peuvent être accueillis, ne pas envoyer les enfants à l'école dans un âge trop tendre, il ne faut pas restreindre l'éducation à l'exercice des facultés de l'esprit, il faut que les forces physiques aient aussi leur part de cette culture journalière.

Il faut se garder d'exciter le développement de l'intelligence par la vanité des louanges ; les récits de pièces de vers en présence des étrangers qui visitent la famille, les lectures à la promenade ou au coin du feu, tout cela n'est bon qu'à faire négliger les jeux et les exercices du corps; si on joint à ces préceptes une diète échauffante, si l'appétit souvent désordonné des enfants est excité par toutes sortes de raffinements, il peut en résulter de graves détériorations pour la santé; des digestions pénibles, des diarrhées habituelles, une nutrition imparfaite, et parfois la mort même, surviennent à une époque où l'intérêt qu'excite toujours une jeune et précoce intelligence arrive à son plus haut point.

De tels exemples ne sont pas rares, et cependant ils ne suffisent pas pour éclairer à ce sujet l'erreur des parents et des maîtres. Cet aveuglement est le fruit de la commune ignorance des lois de la vie ; et c'est pourquoi nous essayons de temps en temps de soulever le voile qui les couvre, autant que cela se peut à l'égard des lecteurs auxquels nous nous adressons.

Le docteur Brigham, que j'ai déjà cité, raconte l'histoire d'un enfant de quatre à cinq ans environ, John Mooney Mead, enfant prodige, qui même avait appris un hymne avant de savoir bien parler. Au milieu de ses progrès et de ses succès constants, cet enfant fut atteint d'une légère indisposition qui, sans cause qu'on puisse assigner, prit tout d'un coup un caractère fâcheux et détermina la mort. Loin de considérer ce fait comme un triste résultat de cette éducation hâtive, et de le citer aux parents et aux maîtres comme un exemple qu'on doit éviter, Brigham rapporte que des hommes graves, des personnes judicieuses d'ailleurs, s'étaient tous unis dans le désir de publier l'histoire de ce jeune enfant; ils croyaient être utiles aux parents, aux enfants mêmes, en faisant connaître la méthode qu'on avait su employer pour développer si malheureusement cette jeune intelligence.

Puisons dans l'observation des lois de la vie les règles les meilleures pour exercer utilement et sans danger les facultés de l'esprit.

Ce n'est point pendant le repas ni immédiatement après, qu'il convient de se livrer à l'étude; l'action du cerveau, si elle est active, suspend celle de l'estomac; n'a-t-on pas vu une anxiété soudaine, une nouvelle subite impressionnant vivement le cerveau, supprimer l'appétit, inspirer le dégoût des aliments, causer de violentes indigestions, et parmi celles-ci, les plus fâcheuses ne sont-elles pas celles qui dérivent d'une excessive contention d'esprit après un repas copieux ou immodéré. Les gens de lettres, les hommes studieux en ont fait l'expérience et doivent être convaincus que l'énergie de la pensée nuit à l'accomplissement de la digestion. L'éloignement pour le travail, la tendance au sommeil qu'éprouvent certains individus faibles, après leurs repas, indiquent assez quel est le vœu de la nature.

Si l'instant des repas et l'heure qui les suit ne sont point propres aux travaux de la pensée, il faut les consacrer à de douces récréations, à des exercices salutaires; d'accord sur ce point, il faut reconnaître encore que la santé du corps chez les jeunes sujets réclame aussi les heures que la nature a destinées au sommeil; les donner à l'étude serait un véritable danger : le sommeil est un des besoins les plus impérieux du jeune âge; c'est pendant le repos de la nuit que la nutrition s'exécute en silence, que le corps grandit, et que l'esprit, fatigué des travaux du jour, reprend son énergie et sa fraîcheur.

Si l'étude ou la composition est engagée pendant la nuit, un jeune cerveau devient irritable, le sommeil le fuit ou les rêves le tourmentent.

et de là aux affections les plus graves il n'y a qu'une faible distance.

Nous avons vu tant d'enfants surchargés de travail à la fin des années scolaires, à l'approche des examens ou des compositions pour les prix, être saisis d'affections inflammatoires avec délire, que nous n'avons pu douter un instant de la nature des causes qui les jetaient ainsi dans le danger. Aussi nous donnons le précepte de consacrer toujours de préférence les heures du matin aux travaux les plus ardus et aux efforts de mémoire ou d'intelligence que réclament certaines parties de la culture des lettres ou de l'étude des sciences physiques. Les heures du soir appartiennent mieux aux lectures légères, à la musique, aux arts d'agrément, et cette règle que nous traçons est conforme à la vie de nos plus grands écrivains ; ceux qui ont produit le plus, tout en ménageant leur santé, consacraient la matinée à l'étude et à la composition, les heures du soir se perdaient dans de douces récréations, des causeries amusantes, ou des travaux faciles.

Sans doute, quelques sujets doués d'une puissance intellectuelle plus forte peuvent travailler de longues heures, employer sans relâche les jours et prolonger leurs veilles dans la nuit : mais ils font exception à la règle, et loin d'exciter à les imiter, nous assurons que s'ils veulent longtemps jouir des dons heureux qu'ils ont reçus de la nature, ils doivent se conformer mieux aux lois de l'organisation.

Ceux-là, surtout, qui doivent leur puissance intellectuelle à leur naissance, au développement anormal du cerveau, à l'action du rachitisme, seront bien sûrement victimes de leurs excès ; les autres, qui doivent leur facilité à l'énergie native de l'organe cérébral, pour avoir moins à craindre, n'en peuvent pas non plus abuser sans danger.

Les physiologistes reconnaissent que le système nerveux a de la tendance à répéter les mêmes actes, et que la périodicité est le caractère le plus saillant de ses fonctions ; on remarque en même temps que les mêmes actes répétés périodiquement deviennent de plus en plus faciles.

Cette observation ne doit pas être perdue pour l'éducation ; si le jeune élève s'applique à l'étude régulièrement, aux mêmes heures, son cerveau s'y dispose sans effort et sans préméditation toutes les fois que le moment revient.

Si les efforts qu'on demande à l'esprit sont mis en rapport avec cette loi d'habitude, si l'on poursuit l'étude de chaque chose dans un ordre invariable, il se produit bientôt une aptitude naturelle qui rend l'application plus facile et qui assure un succès qu'on n'obtiendrait pas en se livrant au hasard à l'étude de chaque sujet que le caprice offrirait à la pensée.

Ce n'est point sans doute ni l'âme ni le principe abstrait de l'intelligence que la règle modifie, mais c'est l'organe matériel qui leur sert d'interprète, que l'habitude a rendu plus parfait.

La *répétition* est nécessaire pour faire sur le cerveau une impression durable, comme il est utile sans doute de répéter longtemps le mouvement de la main qui fait naître d'un instrument des sons justes et harmonieux.

En apprenant une langue, une science, un air quelconque, six mois d'application continue seront donc plus profitables que le même temps fractionné et divisé par divers intervalles.

Diviser ainsi le travail, c'est doubler les difficultés des commencements, que l'habitude amoindrit et efface, et la règle que nous signalons prescrit de commencer en temps convenable et de parcourir la carrière tout entière sans s'arrêter.

De là dérive le danger des longues vacances, des interruptions sans motifs, celui de commencer certaines études avant l'âge convenable pour y faire des progrès. Par exemple : enseigner les règles abstraites du langage ou les combinaisons raisonnées du calcul à un enfant trop jeune, c'est s'exposer à fatiguer sans succès son cerveau; la nécessité de s'arrêter est bientôt démontrée, et le temps inutilement employé est perdu.

Chacune des facultés de notre intelligence doit être chez les enfants directement exercée, et sans aucun intermédiaire; quand nous voulons apprendre la musique, il ne s'agit pas seulement de disserter sur la qualité des sons, mais il faut accoutumer l'oreille à devenir attentive à leur moindre différence, et la main à exécuter sans efforts et comme instinctivement les mouvements qui les font naître. Ce plan nous le suivons, parce que la nature nous l'indique; elle réclame l'action, l'exercice direct de l'organe, sous peine de ne faire que des progrès lents et peu assurés; il en est de même des facultés mentales, elles sont aussi pendant la vie sous l'empire de nos organes matériels, et leur perfectionnement est soumis à la même loi.

Il faut donc exercer directement la mémoire, non en lui demandant des efforts dangereux, mais en mettant chaque jour à sa charge une série d'idées appropriées à l'âge du sujet et exprimées dans un langage élégant que l'enfant puisse instinctivement prendre pour modèle.

L'attention doit être fortifiée en l'éveillant chaque jour par l'intérêt qu'un maître habile sait donner aux moindres choses, par l'importance de celles qu'il sait mettre en relief avec art, ou enfin par la surprise et l'imprévu des remarques qui naissent à l'improviste au milieu du devoir souvent le plus froid d'un écolier de sixième.

On doit aussi exercer directement les sentiments moraux, l'attachement, la bienveillance, la justice, la piété, en attisant pour chacun d'eux l'objet de leur aptitude. C'est en favorisant les jeunes amitiés de collége, en applaudissant aux traits de bonté et de bienveillance, en appelant les enfants à prononcer sur leurs petits différends, en donnant enfin l'exemple toujours puissant quand il vient d'en haut, du respect pour la religion et pour ce qu'elle enseigne.

La raison qui prescrit d'exercer chaque faculté directement sur son objet propre, fait comprendre que tout ne peut se trouver dans les livres d'éducation ; s'il arrive à un enfant d'examiner un objet nouveau, de le toucher de ses mains, cinq minutes d'une telle investigation lui donneront de l'objet une connaissance plus correcte que deux heures de dissertation sur les qualités qui le distinguent. De ce point de vue, les puissances intellectuelles sont bien mieux excitées par la présence des phénomènes ou des qualités qui sont directement de leur ressort.

Ainsi un enfant apprendra plus vite une langue dont on dépose les sons dans son oreille, qu'en méditant sur son mécanisme et en casant dans sa mémoire, à grand renfort de pensum, toutes les règles de la syntaxe.

Pour preuve de ce que nous avançons, nous pourrions signaler combien peu notre jeunesse est habile à parler les langues étrangères, c'est l'effet de la méthode suivie dans leur enseignement ; quant aux langues anciennes, je sais qu'on cherche dans la culture des lettres romaines et grecques, autre chose que le moyen de pourvoir à des communications vulgaires ; aussi je ne prétends pas blâmer la méthode d'enseignement que suit à cet égard l'Université. Toutefois, est-il sûr qu'une langue ainsi apprise est une langue qu'on ne parle pas, et des hommes éminents d'ailleurs, s'ils étaient appelés à s'en servir à l'improviste, ne pourraient le faire avec correction, s'ils ne s'y étaient exercés autrement.

Passons maintenant à l'examen des devoirs et des sentiments moraux ; ceux-ci aussi ont besoin d'être développés avec art, aussi bien que les facultés de l'intelligence : soit dans les établissements publics, soit dans les familles, on songe rarement qu'il convient de les exciter autrement que par des sentences et des préceptes. Les préceptes de morale sans doute ne sont pas épargnés, mais il ne suffit pas de dire à un enfant : Soyez bon et juste, si au même instant on détruit par une conduite toute opposée l'effet d'un aussi bon avis.

Si on veut inspirer à un enfant l'horreur du mensonge, il faut montrer soi-même un grand respect pour la vérité, il ne faut pas croire que le précepte peut porter son fruit, parce qu'il est directement adressé à l'enfant, tandis que l'exemple passera inaperçu et sans danger : l'enfant le plus simple, par une opération instinctive de sa nature morale, s'étonne de l'inconséquence d'une telle conduite, et se révolte contre son immoralité, sans toutefois que sa raison puisse s'en rendre compte.

Que penser d'une maîtresse ou d'un maître qui prêcherait à ses élèves la tempérance, la sobriété, le mépris pour les sensualités du goût, et qui déserterait ensuite la commune table pour aller s'asseoir avec les officiers de l'établissement à un repas plus délicat et plus abondant?

Quel progrès devrait-on attendre pour la religion et la morale, de celui qui dit bien à ses enfants, à ses disciples : *Faites aux autres ce que vous voudriez qu'on vous fît*, et qui cependant laisse souffrir de froid ses serviteurs et ceux qui dépendent de lui, qui les délaisse dans leur maladie, tandis qu'il a soin de s'entourer lui-même de tout ce qui peut assurer le confort et le bien-être de sa personne?

Quel effet moral doit résulter de la conduite d'un maître qui vante la sincérité pour soutirer l'aveu d'une faute, et qui la punit après en avoir promis le pardon d'avance? combien l'enfant doit être encouragé à la franchise et à la bonne foi par une telle trahison! comme on doit bien réussir à les vanter en parole quand on en néglige la pratique !

C'est une très mauvaise manière aussi que d'exhorter les enfants à bien faire, non pour l'amour du bien lui-même, mais en mettant en jeu leurs penchants égoïstes ; il ne faut pas leur dire : Si vous êtes obéissant je vous donnerai des confitures, vous aurez telle récompense ; ou bien encore : Je dirai à votre mère combien vous avez été aimable. La moralité de la bonne conduite même chez un enfant ne doit pas ressortir de son penchant à la gourmandise ou de son petit orgueil naissant.

Je ne chercherai point d'autres exemples, mon livre n'est point un traité d'éducation morale ; si j'ai touché à la question, c'est que j'ai voulu faire comprendre que nos sentiments moraux comme les facultés de l'esprit étaient sous la dépendance de l'organisation, en ce qui concerne leurs moyens d'action, et que conséquemment en les exerçant sur les choses ordinaires de la vie, en les mettant en jeu habituellement, on les développe avec plus de succès que si on attend les grandes et rares occasions qui les réveillent avec une vigueur inaccoutumée.

La pitié, la bienveillance sont sans doute vivement excitées par l'aspect d'une grande infortune, mais ce n'est pas là le champ ordinaire où elles auront à s'exercer. N'a-t-on pas sans cesse des voisins, des serviteurs, des subordonnés pour lesquels l'enfance qu'on excite à prendre en commisération les maux d'autrui, peut se laisser aller à la pente naturelle de son cœur?

Calmer en sa présence toutes les sources d'irritation, ramener la concorde autour de soi, n'est-ce pas lui donner un exemple plus profitable de bonté que de jeter l'aumône sans discernement au premier qui la demande?

Enfin, il faut de bonne heure apprendre à l'enfant à tenir la balance juste entre lui et les autres. Assez souvent il se rencontre quelques sujets de préférence, quelques droits prétendus, quelque tentation enfin, d'empiéter sur autrui, qui fourniront l'occasion de mettre à l'épreuve son sens d'équité.

C'est le moment de le fortifier en lui faisant comprendre combien il est doux d'agir en conformité du devoir, combien il est pénible de se sentir en opposition avec lui.

Ce sentiment de justice humaine ouvre bientôt la jeune intelligence à la foi dans la justice, la munificence de Dieu, à la résignation dans l'immutabilité de ses lois, et sur cette ferme pensée, l'enfant s'avancera dans la vie, embrassant tous les devoirs qu'elle impose, agissant avec équité au sein du conflit de tous les intérêts; loin d'échapper par la retraite de la vie privée aux luttes que le monde prépare, il s'y présentera guidé par la règle de sa conscience comme dans la sphère qui lui est propre, et dans laquelle Dieu lui-même lui a prescrit d'entrer.

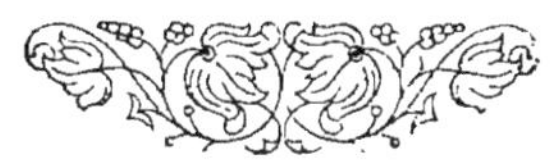

CHAPITRE XI.

QUELQUES CONSIDÉRATIONS SUR LES MALADIES DU JEUNE AGE, ADRESSÉES AUX PERSONNES DÉVOUÉES A L'ÉDUCATION DES ENFANTS.

Nous ne voulons point initier nos lecteurs à la médecine de l'enfance, ce serait leur faire un funeste présent. Les graves maladies du jeune âge ne s'expliquent que par l'intelligence des plus hautes questions de physiologie ; elles sont liées à des causes qui remontent quelquefois jusqu'aux temps obscurs de la vie embryonnaire, ou bien elles sont produites par des efforts de développements déviés de leur voie normale.

Malgré ces difficultés dont nous ne faisons apparaître ici que les sommités les plus lointaines, la médecine du jeune âge est envahie par le vulgaire qui pense qu'on ne peut élever un enfant sans l'intervention des arcanes et des remèdes multipliés, et qui considérant l'enfance comme une longue maladie, vient à son secours armé de son code de préjugés et d'erreurs. Mais si nous blâmons la funeste intervention des gens du monde dans la médecine, nous reconnaissons aussi qu'il y a beaucoup de choses qui appartiennent aux maladies, beaucoup qui concernent la conservation de la santé chez les enfants, et que les mères doivent savoir : il y a aussi des préjugés dangereux dont il faut les défendre. Voilà quelle est, dans le livre des misères du jeune âge, la page que nous voulons leur ouvrir.

Gonflement du cuir chevelu.

A peine l'enfant est-il au monde que l'ignorance à jamais déplorable de beaucoup de gardes et de matrones s'en empare et prétend lui refaire les formes de la tête que les étreintes de l'accouchement ont, dit-on, altérées.

Or, il faut savoir que la tête du fœtus, soumise à une pression circulaire au moment de l'accouchement, se gonfle dans la partie qui échappe la première à la constriction des organes sexuels ; mais ce gonflement n'intéresse que la peau dont le crâne est revêtu ; le casque osseux n'a subi aucune modification, et la tuméfaction du cuir chevelu disparait après quelques heures avec la cause qui l'a produite. C'est pour méconnaître une chose aussi simple, que des mains ignorantes pétrissent le crâne d'un enfant, et déterminent quelquefois, par cette manœuvre brutale, des dépôts séreux ou inflammatoires.

Il y a dans cette pratique un mélange d'orgueil et d'aveuglement également incroyables. Comment ceux qui s'y livrent peuvent-ils s'imaginer que la nature, avouant son impuissance, attende d'eux la perfection de son ouvrage! On ne retrouve l'exemple d'une pareille folie que chez quelque peuplade toujours sauvage du nouveau continent ; ainsi les Caraïbes dépriment avec une petite planche qu'ils fixent sur la tête de leurs enfants, la partie supérieure de leur front!

Devant les tumeurs du cuir chevelu l'expectation est de rigueur, si elles étaient considérables il suffirait d'y appliquer quelques compresses trempées dans l'eau blanche ou dans le vin aromatique, la liqueur la plus légèrement résolutive suffit pour les faire disparaître.

Si l'enfant était venu au monde la face en avant au lieu de présenter la région occipitale, comme c'est la loi la plus ordinaire, c'est la face alors qui serait le siége de la tuméfaction. On a grand soin, et c'est une précaution qu'il ne faut pas négliger, d'instruire une jeune mère de cette circonstance, on doit l'en prévenir par avance et lui faire comprendre que cet état n'est pas durable. Si on y manquait elle croirait au premier aspect à quelque affreuse difformité, et elle pourrait en recevoir une vive et fâcheuse impression.

Du frein de la langue.

Bien des personnes pensent que la langue de l'enfant est toujours enchaînée par la prolongation de son frein jusqu'à la pointe, et de là jusqu'au rebord alvéolaire.

Dans cette opinion, la langue ne peut être déliée que par une opération, et cette opération doit être commune à tous les enfants; c'est une erreur.

La plupart des enfants naissent libres de ce vice de conformation qui ne se rencontre que chez quelques-uns. On le reconnait aux signes suivants. En faisant ouvrir la bouche on remarque que la pointe de la langue est fixée près du rebord alvéolaire inférieur, par un filet.

La pointe de la langue ne peut sortir hors

de la bouche, chose que l'enfant ne manque pas de faire à chaque instant lorsque la langue est libre. Dans l'effort qu'il fait pour y parvenir, la langue n'avance jamais jusque sur le bord libre des lèvres, il ne peut donc la porter au-dessous du mamelon, ni presser celui-ci contre la voûte palatine, la succion est impossible et l'enfant ne peut téter. Voilà quels sont les signes et les résultats d'une telle disposition, mais on croit à tort à son influence sur l'action libre de la parole.

L'enfant qui pourrait téter sans peine n'a point de frein lingual à retrancher, et le bégaiement, s'il en était atteint par la suite, dépendrait d'une tout autre cause.

C'est donc pour le moment présent qu'il importe de savoir si le nouveau-né a besoin ou non de la résection du filet.

Le médecin seul en sera le juge, et lui seul aussi fera cette petite opération ; elle est souvent pratiquée inutilement et par des mains inhabiles. On peut en dire comme de la saignée, que c'est une opération vulgaire dans laquelle la routine ignorante peut encore trouver l'occasion malheureuse de nuire. Une garde mal avisée qui prend une paire de ciseaux et qui coupe au hasard en dirigeant la pointe vers la base de la langue, peut ouvrir les veines ou les artères ranines.

Celles-ci ne sont point lésées sans danger. La succion que l'enfant exerce sur le sang rend l'hémorragie difficile à arrêter, on ne s'en aperçoit même quelquefois qu'à la pâleur et à la syncope du jeune sujet. Il a avalé le sang, et s'il succombe, on trouve son estomac rempli de ce fluide.

Du mamelon chez les enfants.

Ceux qui prétendent façonner l'enfant qui vient au monde ne se sont point arrêtés là. En considérant que le mamelon, chez quelques femmes, était effacé au point de les empêcher d'allaiter, ils ont imaginé que cette dépression était due à une disposition primordiale, et que le mamelon chez le nouveau-né était retenu par un frein qu'il fallait rompre afin de lui permettre de grandir et de se développer.

Si l'enfant naissant est une fille, cette opération devient, dans cette opinion, indispensable, et voilà qu'on saisit le mamelon et qu'on le tord avec violence. J'ai observé plusieurs fois avec étonnement des phlegmons et de petits dépôts survenant à la mamelle dans les premiers jours de la naissance, et je ne pouvais m'en rendre compte, lorsqu'enfin je découvris la pratique blâmable et ignorante qui en était la cause.

Du vomissement chez les enfants à la mamelle.

Ce n'est pas toujours une maladie, mais seulement une indisposition par l'effet d'un mauvais régime. L'enfant prend plus de lait qu'il n'en peut digérer, s'il a une nourrice abondante, si on le laisse au sein trop longtemps ; l'acidité du suc gastrique a séparé le serum du lait de sa partie caséeuse, et quand l'enfant vomit une demi-heure ou une heure après avoir tété, il rejette des caillots seulement, ce qui reste est absorbé et mieux digéré ; l'enfant profite malgré ces vomissements réitérés qui ne lui causent pas les nausées et les efforts que les adultes éprouvent par la même cause.

Dans les circonstances ordinaires on doit conclure que l'estomac n'a pas eu la force de pousser le caillot caséeux dans les intestins ; mais si le caillot est dur et le vomissement fréquent, on doit croire que le suc acide de l'estomac est en trop grande abondance, et on doit administrer à l'enfant quelque poudre absorbante sur laquelle l'acidité du suc gastrique se neutralisera.

Nous pouvons conseiller la magnésie décarbonatée (1), on en donne à l'enfant quelques centigrammes délayée dans de l'eau pure ou sucrée légèrement ; la poudre de magnésie étant d'une complète innocuité, nous n'hésitons pas à la placer parmi les remèdes dont nous permettons l'emploi aux personnes même les plus étrangères à la pratique de la médecine.

Dans le cas où l'enfant vomit le lait non caillé, si toutefois ce n'est pas immédiatement après l'avoir pris, on a lieu de soupçonner une autre cause que sa trop grande abondance ; il faut soupçonner une altération de l'estomac, ou une mauvaise qualité de lait. Ce n'est plus l'affaire des mères alors d'appliquer ici aucun remède, le médecin doit être appelé, c'est lui qui recherchera la cause de cette perturbation : en attendant, il convient de cesser d'allaiter et de nourrir l'enfant avec une légère décoction de salep, à laquelle on ajoute quelquefois une petite dose de sirop de pavots blancs (2).

(1) Magnésie décarbonatée, 30 centigr., délayée dans une tasse d'eau sucrée et administrée par cuillerée.

(2) Salep, 40 centigr.; faites bouillir dans 180 grammes d'eau, et ajoutez sucre ou sirop de gomme une cuillerée.

Souvent ce sera le lait de la mère ou de la nourrice qu'il conviendra de modifier en corrigeant leurs mauvaises digestions. L'eau de Seltz est un excellent moyen, en rendant l'action de l'estomac plus énergique, elle corrige aussi la nature du lait, et après son usage nous avons vu quelquefois l'enfant prendre le sein de sa mère sans éprouver de vomissements.

Méconium, constipation des enfants nouveau-nés. Usage des purgatifs.

Chacun sait que les enfants rendent, dans les premiers jours qui suivent la naissance, des selles noires dont la matière est appelée *méconium*. Si cette évacuation n'a pas lieu dans les douze premières heures, le méconium retenu dans l'intestin occasionne la tension du ventre, trouble l'action du tube digestif, étouffe le sentiment instinctif qui porte l'enfant à saisir le sein de sa mère. C'est dans ce cas qu'il convient de donner à l'enfant quelque léger purgatif (1), si toutefois le premier lait qu'il prend ne suffit pas pour l'évacuer. Quand la constipa-

(1) Sirop de chicorée composé, 20 gouttes dans une cuillerée d'eau chaude et répétée plusieurs fois par jour.

tion est opiniâtre ou qu'elle se reproduit, je fais ajouter au sirop de chicorée indiqué quelques centigrammes, 10 à 15, de savon de Venise. Dans les jours qui suivent, on fait prendre après chaque allactation une petite quantité d'eau sucrée; on diminue ainsi la consistance du lait surtout s'il est déjà vieux, et on rend aussi les selles plus fréquentes et plus faciles.

Coliques et diarrhées.

Les coliques que les enfants très jeunes éprouvent, et surtout dans les premières semaines qui suivent la naissance, sont dues à la rétention dans les intestins, soit du méconium, soit des résidus des premières digestions. On reconnaît les souffrances de cette nature aux cris incessants des enfants, à l'agitation de leurs membres inférieurs, à la tension du ventre, aux efforts continuels qu'ils font pour obtenir l'expulsion des matières, et pendant ce temps, hormis pour les gaz qui s'en échappent, le ventre reste toujours fermé. Cet état s'explique par la faiblesse et le défaut de contractilité de l'intestin qui se laisse distendre comme une poche inerte, au lieu de réagir sur les substances dont il est rempli; le sang artériel n'est pas encore assez abondant pour mettre en jeu l'irritabilité de la fibre musculaire intestinale.

On vient en aide à cette faiblesse, en donnant à l'enfant quelques laxatifs légers ; par exemple, on lui donne à sucer un nouet de linge renfermant un peu d'électuaire de manne. Si l'enfant était âgé de quelques mois on pourrait substituer à ce moyen 15 grammes d'électuaire de manne qu'on lui donnerait par cuillerée à café ; ce sont là des purgatifs bien doux qui ne peuvent irriter les surfaces intestinales, et dont on peut faire usage sans danger. L'état particulier des tissus au premier âge, l'abondance des liquides dont ils sont imprégnés, les rend plus dociles à l'action des purgatifs, que dans l'âge adulte.

Si les coliques des enfants sont accompagnées de diarrhées, on juge autrement de leur nature.

Ce ne peut plus être ici la présence des fèces qui cause l'inertie du tube, il y a irritation, et le moyen de la calmer ne peut être apprécié que par la connaissance des causes qui la produisent.

Ces causes son variables ; parfois on les trouve dans la constriction d'une portion d'intestin à travers une petite hernie de l'ombilic que l'enfant s'est produite à force de crier; d'autres fois c'est l'usage d'un lait qui ne lui convient pas. Aussi remarque-t-on qu'il pâlit chaque fois qu'il a tété, comme s'il était près de s'évanouir, ses yeux sont entraînés par le spasme des muscles moteurs et se cachent sous la paupière d'en haut, il vomit, et quelque temps après, il éprouve un flux de ventre accompagné de cris plaintifs et de douleurs; cet état est déjà trop sérieux pour que le soin d'y porter remède soit abandonné à d'autres mains qu'à celles de l'homme de l'art.

En présence de pareils accidents j'ai vu le changement de lait opérer un rétablissement aussi étonnant par sa promptitude que par son complet résultat.

Je n'ai point oublié l'enfant d'une jeune dame, né depuis quelques jours seulement, et qui était tourmenté par le lait d'une nourrice, au-delà de toute expression; j'allai, dans ce pressant besoin, choisir une nourrice dans la salle de l'hospice de la Charité; à peine l'enfant eût-il pris le sein de cette femme, qu'il s'endormit et se réveilla après quelques heures, délivré de ses spasmes, de sa diarrhée, de ses vomissements. Quelque temps après, sa peau perdait sa teinte pâle et blafarde, pour prendre le coloris légèrement rosé qui annonce la formation du sang et la nutrition.

La diarrhée chez les enfants prendra d'autant plus d'importance, qu'elle sera caractérisée par les phénomènes suivants :

Quand les selles sont très nombreuses.

Quand les matières sont liquides et ténues comme de l'eau.

Quand les matières sont vertes.

Plus la couleur est verdâtre, plus l'intensité de l'irritation intestinale s'est accrue.

Si elles deviennent sanguinolentes, semblables à de la gelée rougeâtre, le danger est grave.

Quand les matières sont brunes, presque noires, on doit craindre la gangrène de la muqueuse intestinale.

Certes, un tel état de choses n'existe pas isolément ; la perturbation générale est à son comble ; l'enfant qui a des selles de cette nature offre d'autres phénomènes de maladie, et ce n'est point ici une occasion de pratique de médecine domestique.

Le médecin doit être là avec toute sa vigilance, avec l'anxiété qui s'éveille devant les affections intestinales de l'enfance ; elles sont au nombre de celles pour lesquelles les parents doivent de bonne heure invoquer les secours de l'art, parce que ces maladies sont aussi souvent symptomatiques qu'essentielles, et que les causes qui les déterminent sont difficiles à apprécier.

Corps étrangers introduits dans les voies digestives.

Les personnes qui gouvernent les enfants très jeunes doivent être averties qu'ils ont tous de la tendance à porter à la bouche les corps étrangers qu'ils peuvent saisir, ils ne savent en apprécier ni les dimensions ni les formes, ils s'efforcent de faire pénétrer des fruits d'un volume disproportionné dans la cavité buccale; les corps brillants attirent surtout leur attention ; ils s'en emparent sans qu'on s'en aperçoive, et c'est ainsi que des aiguilles ont été avalées et développent des accidents dont on ne peut deviner les causes.

J'ai vu un exemple de ce genre qui n'eut pas de suites funestes, mais on ne peut pas toujours compter sur le même succès. Une petite fille de 22 mois avait avalé une aiguille sans qu'on y prît garde.

Après des accidents divers dont on ne put se rendre compte, je découvris un corps étranger sous la peau au dessous du genou ; l'épaisseur du derme qui le recouvrait faisait croire à la présence d'une très grosse épingle ; cependant c'était une aiguille très fine, comme l'extraction l'a démontré.

Quelle route avait-elle suivie pour arriver là ? Ce corps étranger avait obéi aux lois de la gravitation ; la tête plus pesante s'était dirigée en bas, et l'aiguille avait cheminé, s'ouvrant un passage non avec la pointe, comme on aurait pu le croire, mais par la pression exercée sur les tissus par l'extrémité la plus grosse et la plus pesante.

L'expérience démontre qu'il en est toujours ainsi, mais la peau par sa dureté, sa qualité d'enveloppe, qui protège toute la périphérie du corps humain, résiste à cette pression ordinairement, et l'aiguille dans le cas dont il s'agit, avait glissé ainsi le long des membres inférieurs, jusque-là où il fallut l'extraire par une petite opération.

J'ai été témoin d'un cas plus grave, de l'introduction d'un corps étranger d'une autre nature dans le pharynx.

Une jeune fille de deux ans environ tenant à

la main une poire qu'on avait divisée par quartiers, poussa l'un d'eux dans sa bouche ; il y entra avec peine et s'arrêta au delà de l'isthme du gosier ; la respiration fut complètement arrêtée par la compression de l'épiglotte sur l'orifice du larynx, et la mort en résulta avant qu'on ait pu trouver un moyen d'extraire le corps étranger, seul secours qui eût été efficace s'il avait pu être immédiat.

Je recommande donc sous ce rapport les enfants en bas âge aux personnes qui sont chargées de les garder ; un moment d'inattention suffit pour consommer un accident déplorable. Que ces accidents soient rares, j'en conviens, c'est la Providence qu'il faut en remercier, sans cesser pour cela de prescrire aux bonnes d'enfants, de recommander aux nourrices la plus stricte surveillance. Les enfants n'avalent pas toujours des corps volumineux qui les étouffent, ni des aiguilles qui perforeront leurs entrailles, mais ils portent à leur bouche des corps anguleux qui les blessent, des pointes aiguës qui y restent douloureusement engagées ; ou bien des jouets colorés avec des oxides métalliques qui leur déterminent des coliques et nuisent à leur santé.

CHAPITRE XII.

VERS INTESTINAUX.

Aux yeux de beaucoup de personnes les indispositions des enfants, leurs maladies les plus graves, sont dues à la présence des vers dans les intestins ; par suite, il n'y a qu'une indication à remplir : dès qu'un enfant est malade on lui donne un contre-vers, et si les vers ne sont pas rendus par les selles, on n'est pas désabusé pour cela, on dit que les vers sont fondus, et les mucosités intestinales arrachées par les purgatifs au tube digestif se présentent comme une espèce de colle résultant du corps de ces entozoaires.

Il est vrai que c'est dans l'enfance surtout que prédomine la diathèse vermineuse, et que ces tentatives faites à tout hasard sont quelquefois suivies de succès, mais quand l'emploi des vermifuges est intempestif, il est nuisible presque toujours.

Nous n'espérons pas ébranler des convictions presque traditionnelles, nous voulons seulement, en exposant d'une manière lucide les phénomènes qui signalent la présence des vers, enseigner à les combattre plus à propos, et à s'en abstenir au moins dans les cas douteux, jusqu'à ce qu'une observation plus éclairée ait fait connaître ce qu'on doit faire.

Causes de la formation des vers.

Le système lymphatique des enfants est dans un état de faiblesse ; on observe souvent que des enfants qui ne sont pas allaités se développent lentement malgré la quantité d'aliments qu'on leur donne. Cela vient, non de la mauvaise qualité de ces substances, mais bien de leur mauvaise élaboration et du chile qui est séparé et n'est point absorbé par les vaisseaux lymphatiques; les sucs nutritifs restent donc en stagnation dans le canal intestinal, et ces sucs déjà animalisés se prêtent à la formation des vers.

En un mot, s'il s'animalise dans l'intestin plus de substance que n'en réclame la nutrition et l'accroissement du sujet, cette substance surabondante déjà douée de la vie au contact du solide vivant est déterminée à se transformer en vers.

Cette manière d'envisager la génération des vers intestinaux exclut donc l'idée de l'introduction des germes soit dans les eaux soit dans les aliments; ces germes d'ailleurs, qui les aurait déposés au dehors, et par quel singulier hasard se seraient-ils toujours offerts à l'absorption de certains sujets, et toujours dans des circonstances semblables?

Parmi les causes éloignées, on reconnaît comme propre à la formation des vers chez les enfants, le défaut d'air et de promenade suffisante, l'humidité des habitations, l'usage des corps gras, des farineux, du lait.

Nous en dirons autant du sucre; le beurre et le fromage comme préparés avec du lait sont aussi les aliments qu'on peut considérer comme offrant le plus de matière propre à la formation des vers, et la raison est que ces substances contiennent une trop grande quantité de matière alibile.

L'imperfection des digestions, quelle qu'en soit d'ailleurs la cause, prédispose donc à la formation des vers chez les enfants. Ce sont souvent les écarts de régime et le défaut de règle dans les repas, aussi bien que le mauvais choix de substances alimentaires.

Une fois que les vers se sont formés spontanément, ils continuent à se régénérer quand même les causes primordiales qui les auraient produits auraient cessé d'exister.

Cependant, il faut aussi que les circonstances soient favorables à leur multiplication ; on voit en effet des vers qui résistent à l'emploi des meilleurs remèdes et disparaissent ensuite spontanément quand les enfants deviennent adultes. On voit aussi les nourrices sujettes aux vers, en être débarrassées dès qu'elles cessent d'allaiter ; ce qui veut dire, physiologiquement, que les vers meurent et disparaissent dès que le tube digestif, fatigué par la nécessité de fournir les matériaux nécessaires à la sécrétion du lait, se repose enfin de cet excès d'élaboration et reprend son énergie ordinaire. Les nourrices aussi mangent moins quand elles ont cessé d'allaiter, et les sucs élaborés sont moins abondants et moins sujets à la déviation qui les transforme en vers intestinaux ; enfin on voit même, chez les hommes adultes, les vers disparaître quand ceux-là changent de régime et de climat.

Des espèces de vers qui séjournent dans le canal intestinal des enfants.

Les vers qu'on rencontre dans le tube digestif chez les jeunes sujets, sont l'oxyure vermiculaire et les lombrics.

L'oxyure séjourne dans les gros intestins et principalement dans le rectum, d'où sa présence occasionne vers le fondement un sentiment de chaleur et de démangeaison insupportable.

Ce ver est de la longueur de deux à trois millimètres, le corps mince comme un fil et de couleur blanche.

La femelle de ce ver est plus grande; elle acquiert jusqu'à huit à dix millimètres, son corps augmente encore en grosseur depuis la tête jusqu'au tiers de sa longueur, et s'en va en diminuant jusqu'à la fin qui se termine par une queue en poinçon, tellement fine que l'œil, armé du microscope, a peine à l'apercevoir.

Nous signalons à nos lecteurs la forme de ce ver, afin qu'il n'échappe pas à leur attention : les selles des enfants en renferment souvent un grand nombre qu'on prend, à cause de leur ténuité, pour des filaments de matières glaireuses. Ces vers sont très communs chez les enfants :

les médecins les appellent ascarides vermiculaires pour les distinguer des lombrics auxquels ils donnent aussi le nom d'ascarides avec l'épithète de lombricoïdes, quoique ces vers ne diffèrent pas seulement entre eux comme espèce, mais encore comme n'étant pas du même genre dans la nomenclature qu'en a dressée Bremser.

Ascarides lombricoïdes.

Les vers qui appartiennent à ce genre ont le corps de la grosseur de 4 à 6 mllimètres sur une longueur de 16 à 26, et même 48 centimètres.

Les plus petits, de la longueur seulement de 2 à 3 centimètres, sont rares ; la couleur de ces vers est d'un rouge brunâtre, variant du plus clair au plus foncé, suivant la nature des aliments dont ils sont gorgés ; il en est même quelquefois d'un rouge de sang.

Le corps est cylindrique et mince vers les deux extrémités, il l'est cependant plus du côté de la tête. Les vers dont nous parlons ont une grande ressemblance avec les lombrics terrestres, mais examinés sous le point de vue des caractères qui servent à les classer, ils diffèrent l'un de l'autre de manière à ce que nul médecin ne puisse les confondre. Nous n'avons pas besoin d'éclairer nos lecteurs sur ce point, il nous suffit de les avertir que ces deux vers sont des animaux différents, que le lombric terrestre n'est point le lombric des intestins, qui aurait pu, sous forme de germe, être porté dans le tube digestif et qui s'y serait développé avec des modifications que Brera a le tort d'expliquer par des différences de lieu et de nourriture.

Il peut se trouver dans le tube digestif deux autres espèces de vers, le tricocéphale qui a la longueur de 4 à 8 centimètres, et qui se trouve dans le cœcum et le gros intestin. Il faut encore compter les diverses espèces de tœnia, connus vulgairement sous le nom de vers solitaires ; mais nous ne faisons que les mentionner ici, attendu qu'ils n'appartiennent pas spécialement à l'enfance.

Signes qui annoncent la présence des vers.

Passons maintenant à l'examen des signes qui annoncent la présence des vers.

Le visage des enfants est ordinairement très pâle, le teint plombé, et quand la figure s'anime, la rougeur se borne à un seul côté, les yeux sont sans éclat, ternes, la pupille élargie et les paupières cernées d'un cercle bleuâtre.

Le nez est quelquefois gonflé, tourmenté par un prurit continuel.

Il y a, chez quelques-uns, saignement de nez, douleur de tête, bourdonnement dans les oreilles, langue chargée, salivation abondante, haleine fétide, surtout à jeun.

Quelquefois inappétence, quelquefois appétit vorace, nausées, envie de vomir, vomissement d'un liquide aussi limpide que de l'eau, accumulation subite de salive dans la bouche.

Coliques, surtout à la région de l'ombilic, excrétions alvines glaireuses, souvent teintes de sang, ballonnement du ventre et dureté, amaigrissement général du corps, urines blanches comme du lait mêlé à l'eau.

Sommeil troublé et accompagné de grincements de dents. En général les enfants atteints de la diathèse vermineuse sont paresseux et d'humeur inégale.

Parfois, mais dans des cas plus rares, les vers ont produit une surdité, une cécité momentanée et le délire.

Enfin on remarque dans les matières vomies

ou dans les selles des enfants des fragments de vers ou des vers entiers.

Nous devons prévenir nos lecteurs que cette série de signes ne se trouve jamais toute entière chez le même sujet pour annoncer la présence des vers;

Qu'à l'exception du dernier symptôme, c'est-à-dire, l'excrétion des vers, aucun des sgines rapportés n'indique leur présence d'une manière absolue, et que la plupart d'entre eux appartiennent aussi à d'autres maladies de l'enfance. Cependant quand plusieurs d'entre eux sont réunis, et qu'on n'a pas de raisons de croire à une autre maladie qu'à un dérangement dans les organes du ventre, il est presque sûr qu'il existe une affection vermineuse.

On a pour coutume quand on suppose l'existence de vers, d'en chercher la démonstration en administrant un vermifuge.

Cette tentative n'a pas toujours pour résultat l'expulsion de ces animaux, et la raison est que l'état vermineux peut exister sans que les vers se soient produits.

Le tube digestif se dérange, les matières muqueuses, les produits mal assimilés des digestions s'accumulent, et l'état maladif des organes propres à la nutrition déterminent cette longue liste de phénomènes que nous avons signalés comme signifiant la présence des vers.

De là résulte encore qu'après l'administration d'un vermifuge la santé peut être améliorée, lors même qu'il n'y a pas eu de vers expulsés.

Une des bizarreries de cette condition est encore qu'il peut exister des vers dans les intestins sans que la santé en soit troublée : on voit en effet de jeunes enfants, qui, sans incommodités préalables, en ont rendu à diverses époques. Aussi plusieurs auteurs, séduits par des vues spéculatives, ont-ils attribué aux vers une utilité qu'ils n'ont certainement pas, et la saine physiologie fait bien comprendre qu'on ne peut rien trouver de salutaire dans leur mouvement, dans leur reptation sur les parois du tube alimentaire, et dans la réaction qu'ils développent de la part de l'organisme tout entier.

Quand il se manifeste quelques symptômes insolites d'une maladie dont on ne peut comprendre ni le motif, ni les causes, quand on ne peut rattacher ce qui existe à aucun précédent, et que d'un autre côté la marche habituelle de cette maladie ne se développe pas, on voit dans cet état singulier quelque chose de sympathique.

de nerveux, qui fait soupçonner la présence des vers. Voici une liste de quelques maladies qu'ils ont simulées :

Le rire involontaire. Krause en rapporte un exemple, et il ajoute que le sujet éprouvait dans son accès de rire une douleur qu'il ne pouvait calmer qu'en se couchant sur le ventre.

La syncope fréquente, la perversion du sens de la vue qui fait voir les objets renversés ou colorés diversement.

La rumination, presque semblable à celle qu'on observe chez une certaine classe d'animaux.

Le mutisme et la cécité subite.

L'amaurose ; des convulsions épileptiformes : des accès de manie.

La rétroversion complète du globe de l'œil qui cache alors, dans l'intérieur de l'orbite, la pupille et toute la section sphérique de la cornée transparente.

Le strabisme, la paralysie des membres inférieurs.

Tous ces phénomènes graves observés par des hommes d'expérience ont été produits par des vers et gueris dans ce cas par des vermifuges. On pourrait augmenter le nombre de ces curieuses observations; mais ce que nous avons dit suffit pour montrer jusqu'à quel point le système nerveux peut être entraîné dans la sphère d'irritation qui est due à la présence des vers.

Traitement contre les vers intestinaux.

Le traitement des vers intestinaux est d'abord hygiénique.

Les premiers soins consistent à changer le régime des enfants. Il faut supprimer le lait, les substances farineuses, les crudités dont ils étaient nourris auparavant, si toutefois c'était là leur manière de vivre.

On excite la tonicité du tube intestinal en leur donnant à boire des eaux gazeuses, des eaux ferrées, du vin en petite quantité, des viandes rôties et des fruits cuits. Il est utile aussi d'étendre les soins hygiéniques à leur vestiaire, à l'air qu'il respirent, les envoyant passer quelques jours à la campagne s'ils habitent l'intérieur des villes et des rues humides. Ces simples modifications suffisent souvent pour détruire les vers : ils sont d'abord rendus, et perdent par les changements qui arrivent dans le tube digestif la faculté de se reproduire.

Parmi les médicaments employés contre les vers, on compte ceux dont l'action est mécanique. Nous en donnons ici l'énumération, ayant soin de ne mentionner que ceux qu'on peut employer sans danger.

Le stilozobium appelé communément *dolichos pruriens*. On se sert utilement des petits poils qui se trouvent à l'extérieur des gousses dans lesquelles les graines sont contenues. Ces poils appliqués à la peau y occasionnent une démangeaison très vive.

On a soin de les envelopper dans un véhicule mucilagineux ou dans un sirop épais, qui conjointement avec les mucosites intestinales mitige l'action de ces poils.

Ce remède a un effet avantageux contre les ascarides surtout. Avec une quantité suffisante de sirop commun on en compose un électuaire dont on donne soir et matin une petite cuillerée aux enfants de sept à huit ans, et une grande cuillerée aux enfants de huit à quatorze ans.

En outre, on purge les enfants avec de la manne tous les trois ou quatre jours.

Les racines jaunes. On les râpe et on les fait manger le matin à jeun. Ce remède est très usité en Allemagne dans plusieurs contrées.

Nous pensons qu'il agit comme le précédent d'une manière mécanique qui irrite les vers et les chasse de l'intestin.

Bremser, à cette occasion, cite les oiseaux qui se nourrissent d'insectes en été et en automne de graines mêlées de sable. Leur canal intestinal ne présente plus de vers dans cette dernière saison.

Malgré cette démonstration des bons effets des agents mécaniques, on conçoit qu'ils agissent contre les vers sans atteindre la cause qui les produit, le régime de vie doit donc être changé en même temps.

Beaucoup d'autres substances peuvent avoir la même action ; parmi elles on compte le zinc ; mais nous en défendons l'usage à cause de son alliage avec d'autres métaux, et nous nous bornons dans cet ordre de médicaments aux deux que nous avons signalés. Examinons maintenant quelques remèdes qui soient propres à être administrés aux enfants et qui aient contre les vers une action spécifique.

Le plus simple de ces remèdes est l'eau froide, elle a été recommandée par Rosenstein. On croit que l'impression qu'elle fait sur l'estomac s'étend jusqu'aux intestins, puis aussi.

que les vers en absorbent une grande quantité par la surface de leur corps et que, gonflés et raidis, ils ne peuvent, dans cet état, résister à l'action de l'intestin qui les expulse au dehors. L'eau froide agit, surtout, contre les ascarides.

Contre les oxyures, on peut donner l'eau froide en lavement, ceux-ci résidant surtout dans la partie la plus inférieure du tube digestif.

La racine de valériane est un remède très efficace ; elle agit tout à la fois contre les vers, contre l'état vermineux, et contre les symptômes nerveux qui accompagnent ordinairement la présence des vers. La valériane fait la base de l'électuaire de Stœrk (1).

On administre souvent du lait dans lequel on a fait bouillir une *gousse d'ail*. C'est un remède vulgaire et qui n'est pas sans efficacité, surtout si l'enfant n'a pas pour habitude de manger de l'ail à ses repas. Ce remède a un goût désagréable qui le fait refuser par beaucoup de malades.

(1) *Electuaire de Stœrk.*

Prenez :	Sel polychreste	4 gram.
	Racine de Jalap en poudre .	4
	Valériane sauvage	4
	Oximel scillitique	120

Une cuillerée à café, matin et soir.

Le semen contra; c'est un remède connu depuis très longtemps contre les vers. Pour l'administrer avec fruit, il faut qu'il conserve encore son odeur spécifique et qu'il soit grossièrement pulvérisé ; on en donne une cuillerée à café, ou un peu moins pour un enfant de dix ans, la moitié au dessous de cet âge, et on l'avale après l'avoir légèrement mâché. Les préparations dans lesquelles on le donne, telles que les biscuits contre les vers, les graines confites et revêtues de sucre, lui ont enlevé par la chaleur du feu, la plus grande partie de ses vertus ; c'est pourquoi ces moyens manquent souvent leur effet.

La mousse de Corse. Elle doit sa vertu au sel marin dont elle est imprégnée. C'est parmi nous le remède le plus usité contre les ascarides. On en donne en poudre deux grammes : en décoction, on en donne une demi-once bouillie dans une quantité suffisante d'eau et réduite à quatre onces. On en fait aussi une gelée.

Brou de noix. On ordonne le brou de noix non mûre, en infusion ; on en prépare dans les pharmacies un extrait que l'on fait dissoudre dans une eau aromatique. Rosenstein conseille de faire dissoudre deux gros de cette substance dans une demi-once d'eau de cannelle ; et on donne de cette dissolution cinquante gouttes pendant cinq ou six jours à des enfants de deux ou trois ans.

Les enfants ne sont pas toujours disposés à prendre les remèdes qu'on leur présente; il est bon de pouvoir connaître quelques formules qu'on puisse employer en application.

L'huile de cajeput en friction sur le ventre a été recommandée par Rudolphi dans le cas de colique dont on accuse les vers.

L'huile de petrole, mêlée d'ail pilé, est employée aussi chez les enfants par Rosenstein qui l'a conseillée.

On emploie avec succès un cataplasme fait avec l'ail, la tanaisie et l'absynthe qu'on fait bouillir dans le vinaigre.

Brera a proposé deux emplâtres dont nous donnons la formule (1).

(1) Ether sulfurique. . . 180 gram.
Ail pilé. 30
Camphre en poudre. . 4
Mêlez avec soin

Autre. — Assa fœtida, emplâtre de céruse, cire jaune, parties égales; galbanum, moitié dose. Faites un emplâtre S. A.

Médicaments vermifuges purgatifs.

On doit se défendre de l'emploi des purgatifs en médecine domestique, la susceptibilité extrême de quelques enfants peut les rendre inopportuns et dangereux.

Nous n'indiquons ici que ceux dont on pourrait user avec le moins d'inconvénients.

Le mercure doux. On le donne sous forme de pastilles à la dose d'un à deux grains deux jours de suite. C'est un remède infidèle qu'il ne faut pas s'obstiner à administrer quand les premières doses n'ont pas obtenu de succès.

L'huile de ricin. Celle qu'on trouve dans le commerce est souvent rance, et son âcreté peut occasionner des accidents; il n'est pas sûr qu'elle ait sur les vers une action spécifique. La difficulté de se la procurer récente et douce fait préférer l'huile d'amandes douces dans laquelle on fait dissoudre quelques grains (15 centigram.) de résine de jalap par once pour un enfant de cinq à huit ans.

L'action de la résine de jalap est quelquefois vive, surtout si elle a été mal dissoute et si elle se dépose sur un seul et même point du tube intestinal; c'est pourquoi on peut se servir avec plus de sûreté de la racine, râpée et mise en poudre.

De celle-ci on peut donner de 50 centigr. à un gram. dans une tasse de lait, à des enfants de quatre à sept ans ; mais en général, nous engageons les personnes qui sont hors de la portée des médecins et qui ne peuvent les consulter, de ne point se servir, contre les vers, de médicaments qui appartiennent à l'ordre des purgatifs.

Lorsqu'un enfant a rendu des vers sous l'influence du traitement qu'on lui a fait subir, il est bon de prévenir leur retour par l'usage de quelque tonique.

Les meilleurs que nous puissions conseiller, sont les eaux ferrugineuses naturelles, telles que l'eau de Pyrmont, l'eau de Spa, et quelques préparations de quinquina.

Malgré les moyens les mieux appropriés au traitement des vers en général, on voit les accidents quelquefois persister ; il devient utile de reconnaître à quelle espèce de vers on a affaire, et on agit ensuite avec plus de certitude.

Chez les enfants, il s'agit surtout des oxyures et des ascarides.

Traitement spécial des oxyures.

Les vers de cette espèce séjournent surtout vers le fondement.

Ils incommodent excessivement les jeunes malades par le prurit et les démangeaisons qu'ils font éprouver ; c'est surtout à l'approche de la nuit qu'ils deviennent plus importuns, la chaleur du lit et l'élévation de la température animale les excitent singulièrement.

Les vermifuges pris par la bouche perdent toute leur vertu avant d'arriver aux gros intestins, ils agissent faiblement sur ces animaux entourés d'ailleurs d'une grande quantité de matière.

Les vermifuges employés en lavements atteignent mieux les oxyures placés dans le rectum, mais ceux qui sont à la limite opposée du gros intestin dans la poche cœcale, sont soustraits à leur action.

Pour faire descendre ceux-ci et les mettre à la portée des remèdes qu'on peut introduire par voie de lavement dans l'intestin, on donne matin et soir une cuillerée à café de l'électuaire dont nous donnons la formule (1). Nous devons prévenir cependant que cet électuaire est désagréable au goût et qu'il faut, pour le faire avaler, beaucoup obtenir de la docilité des enfants. Quand on a chassé les oxyures par ce moyen vers les parties inférieures du gros intestin, il convient d'administrer quelques lavements amers ; on les compose en versant de l'eau bouillante sur une pincée d'absinthe, de valériane, de tanaisie et d'écorces d'orange. Ces lavements, pour mieux produire leur effet, doivent être administrés après que les selles ont été rendues. C'est une condition nécessaire pour les garder et pour qu'ils produisent un bon effet.

Un jour de ce traitement ne suffit pas, il faut parfois que les jeunes malades y soient soumis pendant une semaine entière.

On a conseillé aussi les lavements d'eau froide, en y ajoutant un peu de vinaigre on agit efficacement sur les vers.

(1) Semen-contra et semence de tanaisie, de chaque 15 gram. grossièrement concassé; poudre de valériane, 8 gram.; de jalap, 2 gram.; sulfate de potasse, 2 gram.; oximel scillitique, quantité suffisante pour faire un électuaire.

J'ai donné avec succès des lavements d'eau ou de lait fortement salé avec le sel commun, les lavements portant en dissolution un gros (4 grammes) d'onguent napolitain dissous dans un jaune d'œuf, sont aussi très efficaces.

Enfin un médicament d'une complète innocuité consiste dans l'administration de fleur de soufre prise à jeûn, à la dose de 1/2 gramme à 1 gramme, et cela pendant plusieurs jours de suite.

Méthode de traitement contre les ascarides.

Les ascarides se reconnaissent aux phénomènes généraux de la présence des vers que nous avons indiqués, aux coliques vers l'ombilic, à l'expulsion de quelques-uns d'entre eux, qui fait reconnaître leurs formes et leurs caractères, et enfin à l'exclusion des signes qui dénoncent les oxyures. Tous les remèdes généraux que nous avons indiqués agissent contre eux efficacement.

C'est avec eux surtout qu'on doit avoir égard à la cause et à la détermination de la diathèse vermineuse.

Voici la méthode la plus efficace conseillée par Bremser.

Matin et soir une cuillerée de l'électuaire conseillé précédemment contre les oxyures.

Si les selles augmentent de volume, si elles sont environnées de glaires et chargées de vers, la guérison s'opère rapidement, et l'on voit renaître la gaîté habituelle aux enfants bien portants.

On peut aussi quand on reconnaît la nécessité de purger, employer, au lieu de l'électuaire, la poudre dont voici la formule :

Racine de jalap en poudre, un gramme.

Follicule de séné, 2 grammes.

Sulfate de potasse, 2 grammes.

Mêlez et divisez en 4 ou six prises égales. On en donne une toutes les heures, suivant l'âge de l'enfant, jusqu'à ce que le remède opère.

Pendant le traitement on doit défendre l'usage des farineux, des légumes secs, des substances grasses, on ne doit pas non plus laisser trop manger de pain aux enfants.

Je n'irai pas au-delà dans l'exposition des phénomènes des affections vermineuses et de leur traitement. Peut-être même en ai-je dit plus qu'il ne convient à l'égard de mes lecteurs, qui, dans la crainte de commettre quelque facheuse erreur, ne devraient jamais administrer de remèdes de leur propre mouvement. Mais les choses ne sont point ainsi, et les personnes les plus étrangères à l'esprit d'observation médicale sont en possession de faire une guerre régulière aux vers intestinaux ; je désire que cet article puisse servir à les éclairer et à les guider.

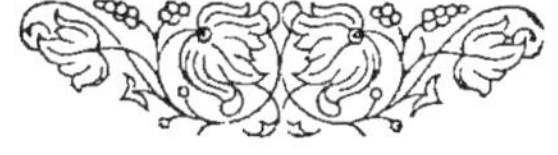

CHAPITRE XIII.

SOINS QU'EXIGE LA CONSERVATION DES DENTS.

En jetant les yeux sur le système digestif de l'enfant, nous ne devons pas oublier les soins que la dentition exige.

J'ai dit que la première dentition se composait de vingt dents; huit incisives, huit molaires, et quatre dents canines.

Celles-ci, très souvent, sortent les dernières, destinées qu'elles sont à déchirer des substances alimentaires, qui ne sont point à l'usage de l'enfance dans la première année. C'est dans l'espace de deux ans environ que la première dentition s'accomplit, à dater du septième mois.

Le travail de dentition se fait par saccade: ce n'est point un travail lent, continu, non interrompu ; de sorte que l'enfant n'en souffre pas toujours, mais parfois seulement, et alors c'est de manière à maigrir, à devenir mou, pâle et décoloré, à ne plus pouvoir se tenir, à ne plus vouloir marcher. Quand les dents en activité de sortie ont percé la gencive, tous ces phénomènes disparaissent pour revenir encore quand de nouvelles dents sont près de se montrer.

Nous prévenons les mères que dans ces moments les enfants encourraient de graves dangers, si l'effort spontané de la dentition était contrarié.

Nous ne connaissons que le froid qui puisse avoir ce mauvais résultat, et nous recommandons de ne point exposer à son action les enfants qui souffrent; un long séjour à la promenade, une rentrée tardive vers le soir, le passage d'une chambre chaude à un air réfrigérant, l'exposition au courant d'air d'une fenêtre ouverte suspend les mouvements organiques, les transforme en mouvements morbides, et le plus ordinairement une affection cérébrale succède à la suppression de l'effort plastique de la dentition.

J'ai vu périr ainsi plusieurs enfants qu'on avait fait voyager de nuit dans des voitures publiques à l'époque critique que nous signalons : la nécessité d'alimenter la respiration forçait de tenir les glaces ouvertes, et l'on ignorait le danger qui était imminent.

Il convient, dans les moments où la dentition fait éprouver sa douloureuse influence, de revêtir le cou de l'enfant d'un tissu léger de mousseline, de le nouer de manière à en protéger les mâchoires et les joues.

Les médecins et les personnes du monde elles-mêmes savent combien il est dangereux de supprimer les diarrhées qui sont produites par l'irritation des gencives pendant le travail de la dentition ; de ce travail il en est de même : il est aussi dangereux de le laisser comprimer par l'action du froid, que de le gêner dans sa réflexion sympathique sur la muqueuse intestinale, ses irradiations ne manquent point de se porter vers le cerveau, et la vie alors est grandement en danger.

L'étude complette de la dentition exigerait l'examen des transformations subies par les os maxillaires dès les premiers instants de la vie, jusqu'à la vingtième année ; mais ces phénomènes appartiennent à l'anatomie transcendante, et n'auraient pas d'intérêt pour les personnes auxquelles ce livre est destiné. Ce qui leur importe n'est pas le mécanisme de la formation d'une dent, ni de savoir si la dent perce la gencive ou si la gencive absorbée disparait pour faire place au nouvel organe, mais ce qu'elles doivent connaître, c'est l'exposition des phénomènes variés qui troublent l'enfance dans les phases diverses de la dentition. Un bel enfant qui fleurit et prospère dans les premiers mois de son existence, s'étiole et pâlit au moment où ses premières dents vont paraître. Il devient pâle et morose, ses chairs sont flasques et perdent cette consistence solide que leur avait donné un bon nourrissage. L'enfant cesse de manger et ne veut plus d'autre nourriture que celle qu'il puise au sein maternel; il craint surtout les boissons et les aliments chauds, comme si la chaleur offensait la sensibilité de ses gencives; une toux légère se remarque hors de toute influence catharrale, un mucus abondant s'écoule de sa bouche; l'enfant bave beaucoup, pour me servir de l'expression consacrée, et cette abondante sécrétion des glandes muqueuses passe à juste titre pour l'indice d'une dentition prochaine et facile.

Le calme et la régularité de la vie sont donc troublés par l'effort de la dentition : il y a là une lutte, mais par une prévoyance dont la nature ne se départit jamais, toutes les dents ne viennent pas à la fois. On peut compter trois phases diverses dans leur apparition : les incisives d'abord, les molaires ensuite, et les canines après, se partagent les deux ans qui suivent le septième mois et se succèdent à des intervalles inégaux et irréguliers, mais suffisants pour ménager les forces du jeune sujet.

Parfois les phénomènes que nous venons d'énumérer sont plus accentués, les gencives tuméfiées sont le siège d'un prurit douloureux, l'enfant y porte les doigts avec impatience, il mordille les corps qu'il peut saisir, il serre cruellement le mamelon et s'y attache comme s'il savait ne trouver que là le fluide le seul propre à humecter sa bouche ardente et calmer l'ardeur dont il est dévoré. Une mère qui n'est point timide ni trop prompte à s'alarmer ne verra jusque là que les signes d'une dentition pénible et qui ne dépassent pas les bornes d'une lutte ordinaire ; mais un degré de plus et la maladie commence ; les ganglions sous-maxillaires se gonflent, les parotides voisines de la mâchoire sont sensibles et tuméfiées, la bouche devient brûlante, les gencives se couvrent d'aphtes, les joues se colorent, les paupières se gonflent, les larmes chaudes s'en échappent, les oreilles sont douloureuses, l'enfant a une fièvre intense.

Ces désordres déjà graves survenus dans la santé d'un enfant, émanent cependant de l'action des dents sur les rebords alvéolaires, et soit que l'excitation reconnaisse pour cause, comme l'assure M. le docteur Delabarre, un prurit insupportable et obstiné du tissu gencival, soit toute autre action morbide de ce tissu, il convient de diriger sur les mâchoires l'attention et les remèdes. En première ligne, on cite le Sirop de dentition ou Sirop de la Barre, qui, porté en friction sur les gencives douloureuses, a produit dans le plus grand nombre des cas, un soulagement instantané.

D'autres moyens ont aussi leur avantage. On porte sur la bouche un pinceau de coton imbibé de décoction de racine de guimauve miellée ou de décoction de graine de lin.

On permet aux enfants de mordre un morceau de racine de réglisse ou de guimauve, les hochets de corail, de verre ou d'ivoire n'ont pas comme eux l'avantage de mêler à la salive un suc émolient, mais leur surface polie en fait des corps réfrigérants propres à calmer l'irritation de la bouche.

La moutarde, les synapismes aux jambes, les sangsues aux oreilles conviennent dans la fièvre ardente et les congestions vers la tête : mais ce sont là des indications thérapeutiques que l'intelligence médicale seule a le droit d'apprécier et de remplir, et qui ne sont plus du ressort de la sollicitude maternelle.

Les accidents généraux et sympathiques de la dentition se développent parfois si loin de la bouche, qu'il est permis aux mères de famille d'en méconnaître la nature ; les éclairer à ce sujet me semble chose utile ; sans leur donner le conseil dangereux de les traiter elles-mêmes, il est bon qu'elles sachent quels accidents une dentition difficile peut développer.

Ophtalmie. Qui croirait que l'ulcère de la cornée est parfois sous l'influence de l'apparition d'une dent canine? Ce n'est pas sans raison que le nom de dent de l'œil lui est donné.

Lorsque la dent est sortie l'ulcère se guérit spontanément, mais la cicatrice laisse parfois une tache indélébile, et quelque faible qu'elle soit, si cette tache est placée en face du point visuel, elle trouble d'une manière notable la vision. Les mères ont donc le plus puissant intérêt à prévenir cet accident : elles le peuvent, en appelant un médecin habile dès qu'une rougeur de l'œil coïncidante avec la sortie d'une canine éveille leur attention prévenue par la lecture de cet article. La médecine, dans l'emploi du laudanum porté avec un pinceau, dans celui des solutions faibles d'acétate d'argent, donne le moyen de fortifier la conjonctive et de la prémunir contre l'inflammation ulcérative qui va se développer.

Strabisme. L'œil encore peut être troublé dans sa direction et dans la rectitude de ses mouvements.

Le travail de dentition qui se développe dans le voisinage de l'orbite peut troubler la régularité de l'action nerveuse. Quand la dent est sortie, le strabisme disparaît, mais peu à peu et lentement; parfois il persiste.

Quand le strabisme s'établit d'une manière subite, il appartient à la classe des convulsions.

La médecine n'a que peu d'action sur cet accident, mais on peut le prévenir sûrement par des soins hygiéniques.

Convulsions. Certes et heureusement tous les enfants ne sont point sujets aux convulsions: il est convenable que le médecin qui possède la confiance des familles éveille l'attention des mères sur les signes qui peuvent les faire craindre.

Sont exposés aux convulsions les enfants qui deviennent subitement sujets aux frayeurs, qui cessent de dormir, qui changent souvent de couleur et éprouvent des grincements de dents dans leur sommeil.

Une mère doit aussi connaître les causes qui les déterminent le plus souvent; c'est le travail multiple de plusieurs dents, c'est la sortie tardive des dents ou leur travail chez des sujets qui ont conservé la coloration et la fermeté de leur tissu, les enfants sanguins, robustes, à col court, ayant la tête volumineuse, en sont menacés.

L'air froid du soir ou d'une matinée précoce peut troubler le travail de dentition; enfin, une cause connue, c'est la résistence de la membrane gengivale soulevée, tendue par la pointe d'une dent qui ne peut se faire jour. C'est ici, mais ici seulement que l'incision de la gencive est efficace et sûre.

Les moyens de prévenir les convulsions du premier âge sont du ressort de l'éducation physique des enfants. On doit en première ligne baigner souvent ceux dont on soupçonnerait les dispositions. Le bain doit être tiède, et en hiver la chambre doit être chauffée et les fenêtres exactement fermées. Si l'enfant est calme, si le sommeil revient, les bains ont réussi. Quand les chairs de l'enfant deviennent molles, il est à croire que la même disposition s'étend aux gencives, et les dents les traverseront sans peine.

C'est un précepte à donner aux mères d'éviter d'exposer à l'air du soir, aux voyages de nuit, les enfants qui mettent des dents; c'est un soin salutaire que de leur envelopper les joues de mousseline quand on est forcé de les exposer au froid.

Diarrhée. La diarrhée est une affection commune chez les enfants à la mamelle. Si nous écrivions un chapitre de pathologie, il faudrait bien distinguer toutes les variétés de cette maladie, signaler celle qui résulte d'un trouble fonctionnel, celle qui résulte d'une phlegmasie, ou d'une modification organique du tissu intestinal; mais j'écris pour les mères de famille, et je n'ai à leur signaler que le phénomène concomitant de la dentition, qu'on nomme diarrhée. Leur en dire davantage serait les initier à la médecine, initiation toujours imparfaite et dangereuse.

La diarrhée que nous signalons est un phénomène presque constant de la dentition.

Lors du travail buccal, le reste du tube intestinal subit l'action sympathique de l'irritation établie à son extrémité.

La coïncidence de ces deux ordres de signes explique déjà leur dépendance.

Les chairs molles imprégnées de sucs liquides, les tissus relâchés d'un enfant qui met des dents, se débarrassent par la diarrhée, et le tube intestinal est l'émonctoire de la sécrétion surabondante. De tous les accidents de la dentition la diarrhée est donc le moins redoutable quand elle est modérée; mais il faut que les selles ne dépassent pas le nombre de cinq ou six par jour; qu'elles s'accomplissent sans tranchée, sans colique et sans plaintes. Elles doivent être liquides et jaunes. Si elles sont douloureuses, fréquentes, colorées en vert, si elles sont de matière sanguinolente, ou noire, c'est alors un état de maladie grave et non plus un flux salutaire.

L'enfant doit être sans fièvre avec cette diarrhée. Il y a plus, elle doit souvent par son apparition calmer la douleur, le mouvement fébril qui accompagne une dentition pénible. Telle est la diarrhée qui doit être respectée. La suppression d'un flux diarrhéique de cette nature pourrait être funeste, l'irritation sympathique qui s'éteignait dans la sécrétion intestinale pourrait se développer vers la tête et déterminer des accidents cérébraux souvent mortels.

Ce sont les écarts de régime si difficiles à prévenir chez les enfants malades ou des remèdes intempestivement administrés qui sont à redouter : les uns en surexcitant la diarrhée la convertissent en entérite, les autres en supprimant le flux du ventre produisent les métastases funestes dont nous avons parlé. On doit donc se borner à modérer les selles quand elles dépassent quatre à six par jour. Les lavements de lait, de mauve, de guimauve, d'amidon, de jaune d'œuf mêlé à l'huile d'amande douce, doivent y suffire, et ne point recourir au laudanum, aux pavots, aux astringents sans prescription d'un médecin prudent.

La couleur verte des selles exige l'emploi de la magnésie ou du bicarbonate de soude mêlées soit aux boissons, soit aux aliments.

Destruction de l'émail des dents.

On voit de jeunes enfants chez lesquels les dents se dépouillent en partie de leur émail.

C'est pour avoir souffert dans leur première enfance des accidents de rachitisme.

Cette cause qui domine la constitution toute entière du sujet, borne son action morbifique à la destruction partielle de l'émail, et cette altération n'entraîne pas la perte de la dent, pas plus que l'ablation de l'émail par l'action de la lime quand d'autres affections en réclament l'emploi.

Les premières dents, celles qu'on appelle dents de lait sont très-sujettes à la carie; la cause essentielle réside dans leur contexture bien moins dure, bien plus rapprochée des parties molles que celle des secondes dents. Les causes occasionnelles sont les refroidissements, les fluxions, les mauvais aliments, les digestions pénibles avec des rapports acides, le défaut de soin de nettoyer tous les jours la bouche avec de l'eau limpide, tiède et légèrement aromatisée, afin de débarrasser les dents des parcelles d'aliments qui y restent attachées.

Il est important d'extraire les dents cariées, sur lesquelles l'enfant ne mangera pas; c'est sur celles-là que le tartre prend naissance et s'accumule à cause de leur inaction dans la mastication.

L'ablation de ces dents a l'avantage de faire cesser les fluxions des gencives, et d'épargner ainsi aux dents qui doivent succéder l'altération dont les premières ont été atteintes.

Toutes les causes qui déterminent la carie des dents ne sont pas bien déterminées, mais il est de la plus grande importance quand il s'agit des secondes dents surtout, d'en écarter toutes celles qu'il est possible de prévoir.

A mon sens, la première de toutes, la plus influente dans la production de la carie, c'est la fluxion des gencives, et c'est pourquoi nous conseillons de l'éviter, de la guérir même au prix de l'évulsion d'une dent.

On doit défendre essentiellement aux enfants de casser les noyaux avec leurs dents, et leur épargner l'usage fréquent des boissons chaudes et abondantes.

On sait que la première dentition ne comporte que 20 dents, et la seconde 28. Nous ne parlons point des quatre dents de sagesse qui ne viennent que plus tard encore.

Si l'accroissement du cercle maxillaire suffit à loger ces hôtes devenus plus nombreux, toutes les dents se rangent convenablement; mais il n'en est pas toujours ainsi.

Les dents de seconde formation viennent quelquefois trop tôt.

Elles rencontrent donc les dents de lait qui ne sont point encore parties ; elles ne trouvent pas en second lieu assez d'espace pour se loger toutes.

De là des dents qui s'échappent dans des directions vicieuses ; en dedans, où elles seront inutiles, ne devant pas rencontrer leurs correspondantes à la mâchoire opposée ; ou en dehors, où elles font une saillie disgracieuse, et dans tous les cas elles altèrent cette régularité qui contribue tant à la beauté du visage.

Quand les dents sont gênées par la présence des dents de lait, il est de règle d'extraire celles-ci quand elles tiennent peu ; mais si la racine est encore longue il vaut mieux attendre, la chute ne peut manquer d'arriver, et la nouvelle dent se replacera d'elle-même ou sera facile à ramener vers la place qui lui appartient, s'il n'y a pas d'autres obstacles.

Quand l'arcade dentaire est trop étroite, les dents non seulement chevauchent pour se placer, mais la pression qu'elles éprouvent peut devenir une cause de carie ou de quelque autre altération.

Dans ce cas, il convient d'extraire une molaire et de desserrer de cette manière les rangs. C'est ce qui a été pratiqué sur quelques adultes qui n'ont que 28 dents et qui assurent n'en avoir jamais eu davantage. Une évulsion a été pratiquée dans un âge tendre encore, et le souvenir s'en est effacé, ou des dents détruites par une carie de pression auront disparu jusqu'à la racine.

L'évulsion d'une dent, dans le cas que je viens de citer, me paraît préférable à la lime; je crois que dans l'enfance il faut éviter de s'en servir, à moins que pour détruire la carie.

L'émail chez les jeunes enfants est loin d'avoir acquis sa solidité ; il se couvre de taches jaunes ou noirâtres qui sont dues au travail de la seconde dentition ; il est inutile d'employer contre elles la lime, elles se reproduiraient peu de jours après avoir été enlevées, et l'émail, qui n'acquiert sa dureté que vers la quinzième année, souffrirait de l'action de l'instrument.

A l'égard du tartre qui envahit les dents des enfants, nous ferons les mêmes recommandations. Ce n'est point avec l'instrument qu'on doit l'enlever, c'est encore à cause de l'émail que nous croyons devoir recommander cette précaution. Mais d'une autre part, il faut prendre le plus grand soin d'en débarrasser les dents en les frottant avec quelques pourdres impalpables, de nature fortifiante et anti-septique. On se sert avec succès de charbon pulvérisé et tamisé, de feuilles de nicotianes ou de tabac en poudre, ou bien encore de poudre de quinquina.

Nous terminerons ce que nous avons à dire sur les dents, en parlant des cas où il convient d'extraire les dents de lait.

Vers l'âge de sept ans ces organes perdent leur éclat, se ternissent et deviennent vacillants. On juge alors que la dent de remplacement est prête à pousser. La première, qui a perdu ses propriétés vitales, n'est plus qu'un obstacle à la sortie de la nouvelle dent, elle doit être extraite pour ne pas en gêner la sortie, ou la faire dévier soit en dehors, soit en dedans.

Si une dent de remplacement pousse hors de rang, parce qu'elle est gênée par la présence d'une dent de lait, après l'ablation de celle-ci elle reprend la place qui lui appartient, sans qu'on ait besoin d'y aider par aucune ligature ni aucune pression.

Mais si la déviation d'une dent tenait à l'étroitesse de l'arcade dentaire, si on n'avait pas, comme nous l'avons recommandé plus haut, fait le sacrifice d'une dent voisine, pour desserrer les rangs et permettre à la dent déviée d'y rentrer, on aurait ce qu'on appelle une surdent. — L'extraction de celle-ci est difficile et non sans quelque danger. Quoique tardivement, il vaudrait encore mieux faire ôter une dent voisine, sans être sûr pourtant qu'on pourra ramener la dent déviée à la place qu'elle aurait dû occuper.

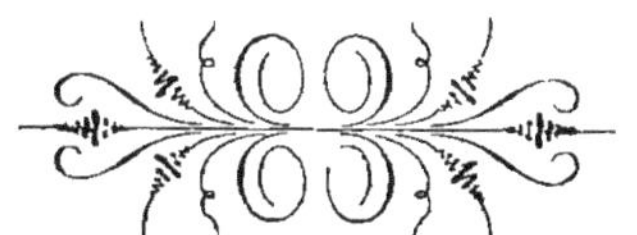

CHAPITRE XIV.

DES SOINS ET DU RÉGIME PROPRES A PRÉVENIR LES MALADIES DE L'APPAREIL RESPIRATOIRE, SOURCE DES CONVULSIONS CHEZ LES ENFANTS.

—

Toutes les affections des voies de la respiration sont graves dans le jeune âge. L'imperfection de l'appareil d'organes qui accomplit cette grande fonction de la vie, rend raison du danger qui accompagne ses moindres lésions.

Croup.

Il en est une dont le nom n'est prononcé qu'avec effroi. Pour la première fois dans un écrit publié à Edimbourg, en 1765, le nom de croup s'échappa de la plume J. Home. Jusque-là, les symptômes qui le signalent étaient demeurés confondus avec ceux de l'angine gangréneuse, angine toujours épidémique.

On rechercha avec soin à cette époque tout ce qui pouvait faire reconnaître une maladie nouvelle à laquelle le mémoire de J. Home venait, en quelque sorte, de donner les honneurs de l'essentialité.

Le concours ouvert en 1779 par la société Royale de médecine, celui à jamais célèbre du 4 juin 1807 ordonné par le gouvernement français, après qu'un enfant de la famille impériale eut succombé, eurent pour résultat de faire recueillir une immense quantité d'observations de croups sporadiques, c'est-à-dire de croups survenus isolément et hors de l'influence de toute épidémie. Les mères de famille, les personnes chargées de veiller sur les jeunes enfants réunis dans les pensionnats, sont donc averties que le croup peut apparaître spontanément sans aucune prédisposition de saison et de température, comme cela a lieu pour les fièvres éruptives.

Il convient donc d'expliquer d'abord les causes qui le produisent, et ses symptômes caractéristiques, afin de mettre en éveil la sollicitude et la surveillance, et d'éviter aux mères et aux maîtres le regret d'avoir exposé les enfants aux dangers de cette redoutable affection, ou de n'avoir pas appelé assez tôt les secours qui peuvent en paralyser le développement.

On reconnaît comme cause prédisposante du croup l'état de sub-inflammation des voies aériennes et du gosier. Ainsi, quand les enfants toussent, quand ils se plaignent du mal de gorge et qu'ils ne peuvent avaler sans peine, ce serait une faute que de les négliger. Ce qu'ils éprouvent, sans doute, n'est qu'un rhume ou une angine simple, mais vienne une autre cause, et le croup apparaîtra avec elle.

La cause occasionnelle que nous reconnaissons comme la plus fâcheuse, c'est l'air froid du soir et de la nuit ; il faut donc éviter de laisser les enfants trop tard sur les promenades publiques, dans les jardins ; il faut surtout prendre garde à ce que jamais on ne laisse ouvertes, pendant la nuit, les fenêtres de leur chambre à coucher. L'invasion du croup qui a lieu presque toujours pendant la nuit atteste assez la nature de cette cause qu'on doit si bien éviter.

Le médecin qui est appelé par la confiance au sein d'une famille, doit y répandre d'utiles préceptes, afin de défendre les enfants de beaucoup de maladies auxquelles ils sont livrés par l'imprévoyance ou par l'ignorance des lois les plus impérieuses de l'hygiène.

Les mères ont souvent la vanité d'exposer aux regards les bras, le col et la poitrine de leurs enfants ; elles aiment à voir autour d'elles ces groupes gracieux et à jouir de l'admiration qu'ils font naître ; mais le changement subit de notre atmosphère, le premier souffle d'un vent froid préparent à leur orgueil d'amers repentirs.

Le médecin doit leur prêcher sans cesse que les enfants doivent être bien vêtus et que chez eux la peau ne peut être refroidie impunément.

Toutes les fois qu'un enfant est saisi par une toux grave, *férine*, comme on a coutume de l'appeler à cause de sa ressemblance avec le son rauque de la toux des animaux, il ne s'en suit pas que l'enfant ait le croup ; cependant, il est important de réclamer des secours éclairés dans toutes les circonstances qui suivent.

Invasion de la toux pendant la nuit.

Toux rauque, extraordinaire, semblable au cri d'un coq, à l'aboiement d'un chien, succédant à une toux ordinaire et qui existe depuis quelques jours.

Extinction de la voix.

Respiration bruyante, sifflante, semblable au râle.

Contraction légère des joues et de l'angle des lèvres, exprimant une constriction au gosier pendant la déglutition.

Sans doute, ce n'est point là le tableau des phénomènes qui constituent le croup, mais nous n'avons pas à faire une description complette de la maladie à des personnes qui ne pourraient en combattre les effets ; il nous suffit de les éclairer assez pour leur épargner les angoisses d'une terreur inutile quand elle n'est pas fondée, et pour ne pas les laisser à une sécurité funeste s'il apparaît quelques signes précurseurs habituels du danger.

Nous n'avons pas non plus dans une maladie aussi grave à conseiller l'emploi d'aucun remède, par des mains inexpérimentées. Toutefois la rapidité du mal et l'éloignement des secours pour certaines familles qui passent la belle saison dans les résidences éloignées des villes, nous fait une loi de donner un précepte à cet égard.

On peut toujours, sans crainte, placer quelques sangsues sur les bras : sur le col ce serait mieux, peut-être, mais il est quelquefois difficile d'en arrêter le sang et loin des moyens dont l'art dispose, on peut se trouver embarrassé par une trop longue hémorrhagie sur un très jeune sujet.

On peut, en même temps administrer l'ipécacuanha. On en donnerait, suivant l'âge, de quatre à huit grains. (20 à 40 centigr.) dans une tasse d'infusion très légère, qu'on donnerait à boire ou qu'on ferait prendre par cuillerée.

C'est là un des remèdes les plus efficaces et dont on peut assurer la parfaite innocuité.

Si le croup sporadique ou qui apparaît isolément est grave, celui qui règne épidémiquement l'est bien d'avantage ; celui-ci porte, en effet, en lui et dans sa cause quelque chose de spécifique qui ne cède pas comme une inflammation franche, lors même qu'il est attaqué dès son début.

Or donc, s'il régnait dans un pays une épidémie de croup ou d'angine, accompagnée d'accidents vers le larynx,

Si une épidémie de rougeole ou de scarlatine éclatait avec des complications croupales, pourrait-on compter même sur les précautions les plus sévères pour se soustraire à la cause catarrhale dont la constitution atmosphérique serait imprégnée? Cela ne serait pas sûr, et les personnes qui en auraient le pouvoir et le loisir doivent éloigner, et transporter leurs enfants loin du foyer de l'infection épidémique.

Coqueluche.

On ne sait si la coqueluche est contagieuse; l'incertitude se reproduit ici comme à l'égard de plusieurs affections épidémiques.

On a remarqué que dans une réunion d'enfants atteints de coqueluche, si l'un est pris d'une quinte de toux, les autres sont entraînés au même instant à subir le même effort. Les physiologistes ont vu là un effet de ce pouvoir d'imitation, dont l'homme est saisi, et quelques-uns ont attribué à cette influence le développement de la coqueluche et sa transmission d'un enfant malade à un enfant sain.

Afin de ne point exposer leurs enfants à cette sorte de contagion, les mères sont très attentives à s'enquérir du caractère de la coqueluche.

Elles savent toutes qu'on la reconnaît à une inspiration sonore, longue, prolongée, suivie d'une série d'expirations courtes qui s'exécutent en même temps que la toux, se reproduisent avec obstination pendant une ou deux minutes, et finissent par un vomissement ou une expectoration de glaires et de mucosités; c'est là ce qu'on appelle un accès ou une quinte.

On doit éviter le contact des enfants dont la toux a pris un tel caractère.

Cette maladie règne souvent épidémiquement. Quand la toux des enfants n'a pas pris encore le caractère de l'épidémie, en quittant le lieu où elle règne la coqueluche avorte. L'air nouveau exempt des conditions qui la développent guérit le jeune sujet.

Il en est de même quand la coqueluche est à sa fin, le changement d'air achève brusquement la guérison ; l'air est ici un moyen hygiénique très heureux, c'est un médicament qui pénètre dans les parties les plus profondes des poumons, mais son emploi serait inutile dans le milieu du cours de la maladie ; en ce moment on changerait d'air en vain, cette première migration intempestive serait inutile, il faudrait plus tard changer encore une fois. On doit donc être prévenu que, pour être efficace, cette règle du régime des enfants malades ne trouve son emploi qu'avant le développement de la coqueluche, ou lorsqu'elle est sur son déclin.

Nous indiquerons dans ce chapitre les précautions à prendre contre l'invasion et le développement des fièvres éruptives. Celles-ci viennent, en effet, par leur nature, se placer à côté des affections des voies respiratoires.

L'observateur le moins exercé ne reconnaît-il pas dans la rougeole un catarrhe pulmonaire, avec éruption à la peau de taches rubéoliques? Dans la scarlatine ne retrouve-t-on pas d'abord la phlogose du pharynx et de l'isthme du gosier? ces simples considérations justifient la place que nous donnons ici à l'examen que nous faisons de ces maladies.

Règles hygiéniques et précautions à suivre relativement aux fièvres éruptives.

Les fièvres éruptives sont la rougeole, la scarlatine, la petite vérole ; pour celle-ci on connaît le moyen préservatif par excellence. Les enfants qui en sont atteints le doivent à l'incurie des parents qui ont négligé de les mettre à l'abri, quand les médecins, par amour de l'humanité et l'autorité dans sa sollicitude, s'empressent de répandre partout le bienfait de la vaccine.

Les fièvres éruptives apparaissent toujours épidémiquement ; d'abord on en signale quelques-unes, puis le nombre va en augmentant ; semblables en quelque sorte aux oiseaux voyageurs, elles reviennent constamment dans la même saison, et quand on en voit une, elle est bientôt suivie d'un plus grand nombre.

Celles qui viennent au printemps sont plus légères que celles qui apparaissent en été : celles qui surviennent en automne sont moins graves aussi que celles qui viennent tardivement en hiver.

Le printemps et l'automne semblent être leurs saisons de prédilection, et quand les épidémies de fièvres éruptives sont plus tardives, c'est le résultat d'une perturbation dans la constitution atmosphérique qui tourne toujours au détriment de l'organisation.

Les causes qui influent sur la maladie se montrent surtout dans l'état de santé habituel de l'enfant, dans son régime, dans son âge trop tendre ou déjà avancé.

La nourriture, l'habitation, les vêtements plus ou moins conformes aux lois de l'hygiène, forment les différences qu'on trouve d'individu à individu dans une épidémie commune; après cela il faut être attentif aux signes précurseurs de l'affection ; plusieurs fois pour les avoir négligés et avoir exposé un enfant à l'air froid, quand déjà il était sous le poids de l'infection, on a rendu l'éruption difficile, orageuse, accompagnée de mouvements convulsifs.

La maladie sera-t-elle grave ou légère? Au commencement des épidémies il y a incertitude sur ce point, le médecin a besoin de s'éclairer par l'expérience des premiers cas qui se présenteront.

Tantôt ces affections sont graves et dangereuses ; d'autres fois elles sont légères, bénignes, exigent à peine quelques soins de régime, un peu de diète et des boissons chaudes ; malgré cela, dans aucune circonstance nous ne conseillons aux personnes inexpérimentées de se passer des lumières de la médecine dans des affections qui sont, la scarlatine surtout, promptement insidieuses.

Convulsions.

Nous ne terminerons pas notre ouvrage sans donner à nos lecteurs quelques notions sur les convulsions auxquelles les enfants sont très sujets.

L'imperfection du système nerveux dans l'enfance est la raison de la fréquence des mouvements convulsifs dans le jeune âge. Toutes les fois qu'une cause agit avec énergie sur un jeune enfant, le système nerveux en reçoit vivement l'impression ; sa réaction est vive, elle s'opère en désordre en vertu de l'imperfection de l'organe; de là ces contractions désordonnées, involontaires, des muscles ordinairement soumis à l'empire de la volonté.

Les convulsions ne sont donc pas une maladie essentielle, mais bien plutôt un phénomène attestant la présence de quelque cause fâcheuse qui a développé une excitation morbide dans le système nerveux.

La cause est tantôt dans le système nerveux lui-même, d'autrefois elle n'agit sur lui qu'à distance.

Dans le premier cas, nous ne pouvons supposer qu'une modification imprimée soit au cerveau, soit à la moëlle spinale dans les phases d'une maladie; ce sont là les convulsions les plus dangereuses; sur celles-là nous n'avons rien à dire à nos lecteurs, ils n'y peuvent rien, et le médecin est là d'ailleurs qui suit avec anxiété les progrès d'une maladie dont la terminaison a une tendance si funeste.

Dans les circonstances opposées les convulsions surviennent inopinément, et leurs causes se rattachent à quelque excitation partant de la peau ou des surfaces du tube digestif et qu'il est bon de rechercher ou de deviner afin d'en faire cesser les effets. Nous allons en énumérer quelques-uns.

Le froid à la peau, surtout pendant le sommeil.

Le froid au moment de l'éruption des fièvres éruptives.

Le froid dans le premier stade des fièvres intermittentes.

L'air froid pendant la convalescence des rougeoles et des scarlatines.

La suppression d'un exanthème, de la râche par des topiques et des onguents.

Une épingle qui blesse un jeune enfant, un cordon qui serre douloureusement la tête.

Le travail des dents arrêté par l'action de l'air froid.

La colère d'une nourrice qui donne à téter après avoir subi cette violente émotion.

Un lait trop vieux, quelquefois le lait de chèvre.

La présence des vers dans l'estomac ou les intestins.

Des poisons que par imprudence on laisse exposés à la portée d'enfants indiscrets.

L'air trop chaud et trop rare des appartements, le parfum des fleurs trop odorantes.

La peur inspirée subitement à un jeune sujet.

Un accès de fièvre intermittente coupé trop brusquement.

Voilà une série de causes dont nos lecteurs doivent prendre connaissance ; il dépend d'eux de les écarter pour la plupart au moins de leurs enfants. C'est à cela que leur tâche doit se borner.

La difficulté d'établir de suite un pronostic certain, le désordre effrayant que présentent les convulsions, l'espèce d'ataxie qui règne dans les mouvements des sujets, font craindre un danger qui ne se réalise pas toujours, mais que toute la sagacité du médecin peut seule apprécier.

M. Jules Massé l'a dit avec raison, le meilleur médecin d'un enfant est une femme, et j'ajouterai, surtout si cette femme est sa mère. Les convulsions dont nous venons d'énumérer les causes ne viennent pas toujours à l'improviste ; quelle chance heureuse si la mère peut les pressentir et donner au médecin le temps et le moyen d'en prévenir l'explosion.

Si l'enfant a subi une des causes précitées, que la mère se tienne sur ses gardes ; si l'enfant est rouge et coloré d'une manière insolite, s'il dort mal, s'il bâille et que les muscles de la face impriment à sa physionomie un sourire involontaire, quelques contractions nerveuses, la mère attentive y trouvera le signal de la menace d'une convulsion prochaine. Toutefois, la convulsion peut éclater d'une manière inopinée. Dans tous les cas l'intervention de la mère est propre à éclairer le médecin dans l'appréciation des causes; c'est elle, en effet, qui sait si l'enfant met des dents, s'il a été exposé au froid, si son estomac a été surchargé d'aliments indigestes, etc.

D'ailleurs, il est des soins nécessaires aux convulsions de toute espèce : la mère doit les connaître et les appliquer avant même que l'art intervienne.

Des applications de moutarde aux jambes, des frictions avec la flanelle sur la poitrine, sur le ventre, sur l'épine dorsale; quelques cuillerées, si l'enfant peut avaler, d'eau de menthe, de mélise, de feuilles d'oranger, les compresses d'eau froide sur la tête, les lavements de valériane, les lavements purgatifs, comme celui de séné, voilà quels remèdes une mère intelligente peut appliquer de prime abord.

Si enfin elle était privée des secours plus élevés de notre art, si le médecin est trop loin ou ne peut se trouver, rien ne l'empêche d'entrer plus avant dans l'appréciation des moyens propres à soustraire son enfant aux redoutables saccades des muscles convulsés : il est beaucoup de cas où elle peut réussir. Si l'enfant s'est gorgé d'aliments, la mère comprend bien qu'on peut le guérir en l'excitant à vomir ; le sirop d'ipécacuanha à la dose d'une ou deux cuillerées, la poudre d'ipécacuanha à la dose 10 centigrammes dans de l'eau de tilleul ou de l'eau pure, sont des moyens d'une innocuité parfaite.

L'eau tiède, l'eau beurrée, la titillation de la luette avec le doigt, avec une plume, sont également efficaces.

L'enfant avait-il rendu des vers, sa physionomie pâle, ses pupilles dilatées, son haleine mauvaise, ses selles diarrhéiques, ont-elles fait soupçonner cette cause, la mère a sous la main quelques cuillerées de gelée de mousse de Corse ou quelques cuillerées d'huile de ricin.

Le travail de dentition difficile ou contrarié lui fera naître la pensée de porter sur les gencives des frictions calmantes.

L'air trop rare et vicié par le parfum des fleurs dont quelques femmes aiment à s'entourer a été toujours cause de convulsions chez un enfant très jeune. Le porter à l'air libre, le soustraire à l'action enivrante des odeurs, est une disposition prompte et facile à prendre.

Quelle est la mère, enfin, qui ne comprendrait pas que la constriction du maillot, ou plutôt des langes, car le maillot est proscrit, est la cause du mouvement convulsif.

Malheureusement toutes les causes de convulsion ne peuvent être aussi aisément écartées, et il en est beaucoup, comme aussi il est beaucoup de remèdes pour lesquels l'intervention de l'art du médecin est rigoureusement nécessaire.

FIN.

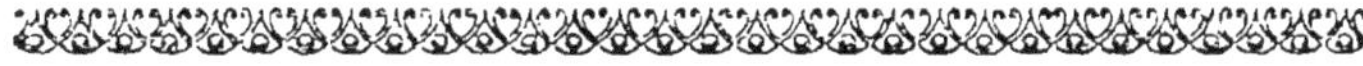

TABLE.

CHAPITRE VII.

CHAPITRE VIII.

CHAPITRE IX.

CHAPITRE X.

CHAPITRE XI.

CHAPITRE XII.

CHAPITRE XIII.

CHAPITRE XIV.

FIN DE LA TABLE.

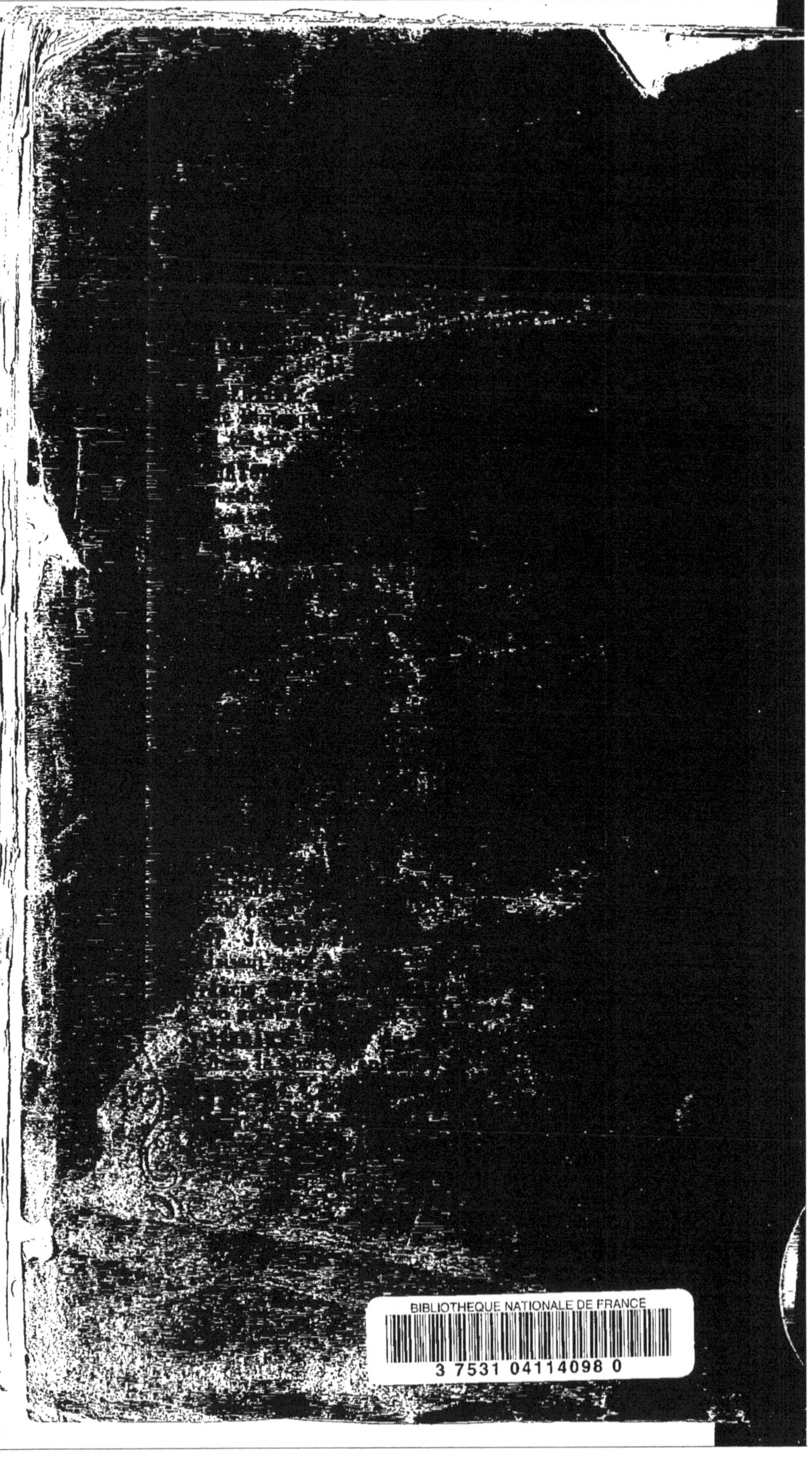

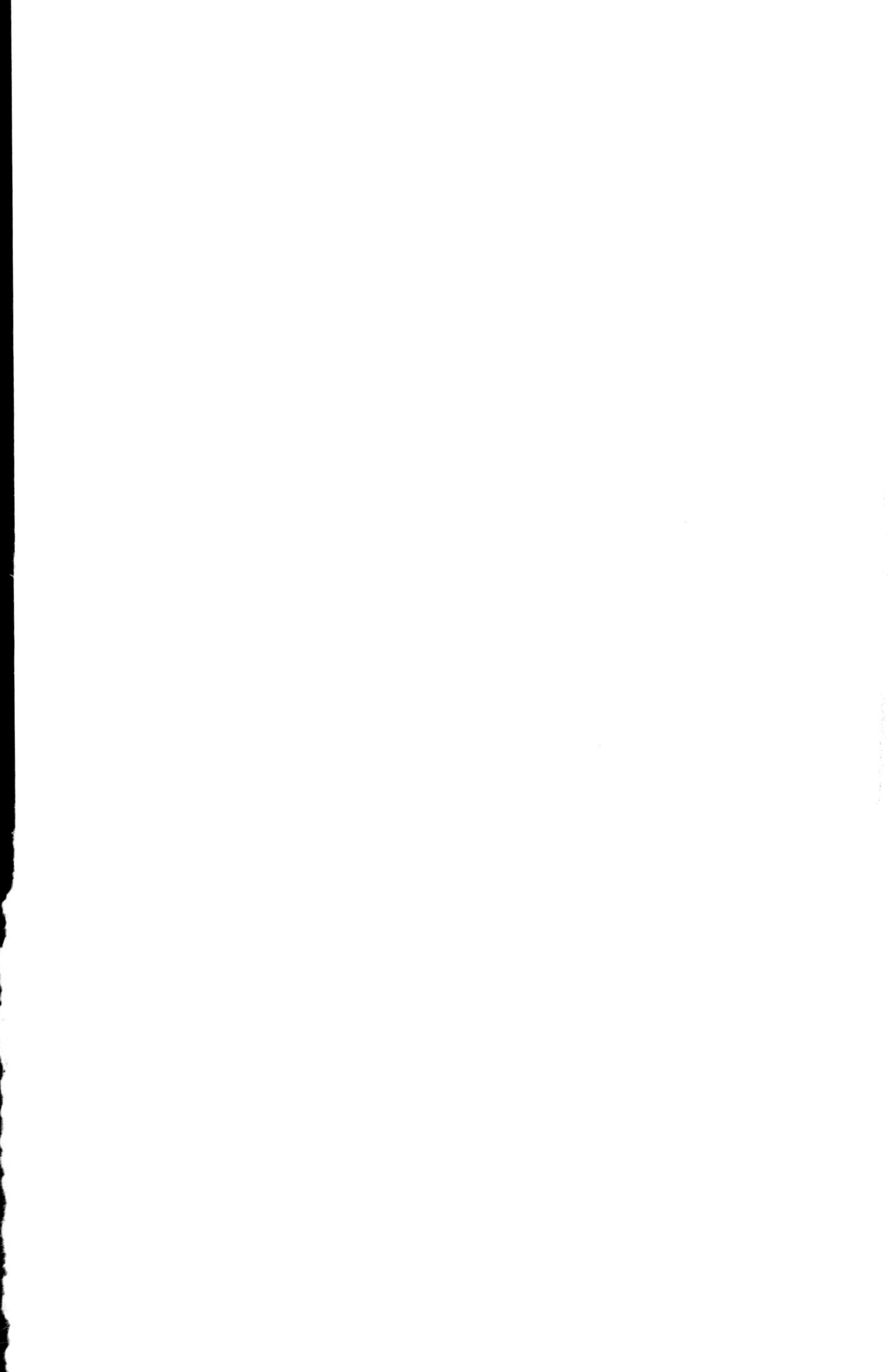

www.ingramcontent.com/pod-product-compliance
Ingram Content Group UK Ltd.
Pitfield, Milton Keynes, MK11 3LW, UK
UKHW020259230726
13925UKWH00001B/133

9 782013 700542